藏在手脚上的养生密码

主编 洪寿海 姚燕妹

浙江科学技术出版社

图书在版编目(CIP)数据

藏在手脚上的养生密码 / 洪寿海，姚燕妹主编 .— 杭州：浙江科学技术出版社，2023.11

ISBN 978-7-5739-0924-4

Ⅰ. ①藏… Ⅱ. ①洪… ②姚… Ⅲ. ①保健－按摩疗法(中医) Ⅳ. ① R244.1

中国国家版本馆 CIP 数据核字（2023）第 227445 号

书　名	**藏在手脚上的养生密码**
主　编	洪寿海　姚燕妹
出版发行	**浙江科学技术出版社** 地址：杭州市体育场路 347 号　邮政编码：310006 办公室电话：0571-85176593 销售部电话：0571-85062597 E-mail：zkpress@zkpress.com
排　版	杭州立飞图文制作有限公司
印　刷	杭州恒力通印务有限公司

开　本	710 mm × 1000 mm　1/16	**印　张**	8
字　数	108 千字		
版　次	2023 年 11 月第 1 版	**印　次**	2023 年 11 月第 1 次印刷
书　号	ISBN 978-7-5739-0924-4	**定　价**	20.00 元

责任编辑　刘　丹　方　裕　　**责任校对**　张　宁

责任美编　金　晖　　**责任印务**　田　文

《藏在手脚上的养生密码》编委会

主　　任　夏建成

副 主 任　吴燕萍　黄建萍

委　　员　赵怀剑　姚燕妹

主　　编　洪寿海　姚燕妹

编写人员　钮　铭　张　红　陈洁文　王　兰

前　言

按摩保健是一种用手法作用于人体体表的特定部位，以调节机体生理、病理状况，从而达到理疗目的的方法。

本书对按摩保健进行了全面而系统的介绍，内容包括认识穴位、按摩的保健原理、按摩的常用工具、按摩手法、按摩的注意事项，以及利用足部和手部反射区治疗头痛、牙痛、鼻炎等疾病的方法。书中的按摩保健法易懂、易学、易用，对人体无副作用，是纯天然的绿色疗法，非常适合人们自我保健的需要。

由于知识所限，本书内容定有疏漏和错误之处，希望广大读者在使用过程中提出宝贵意见。

编　者

2023 年 7 月

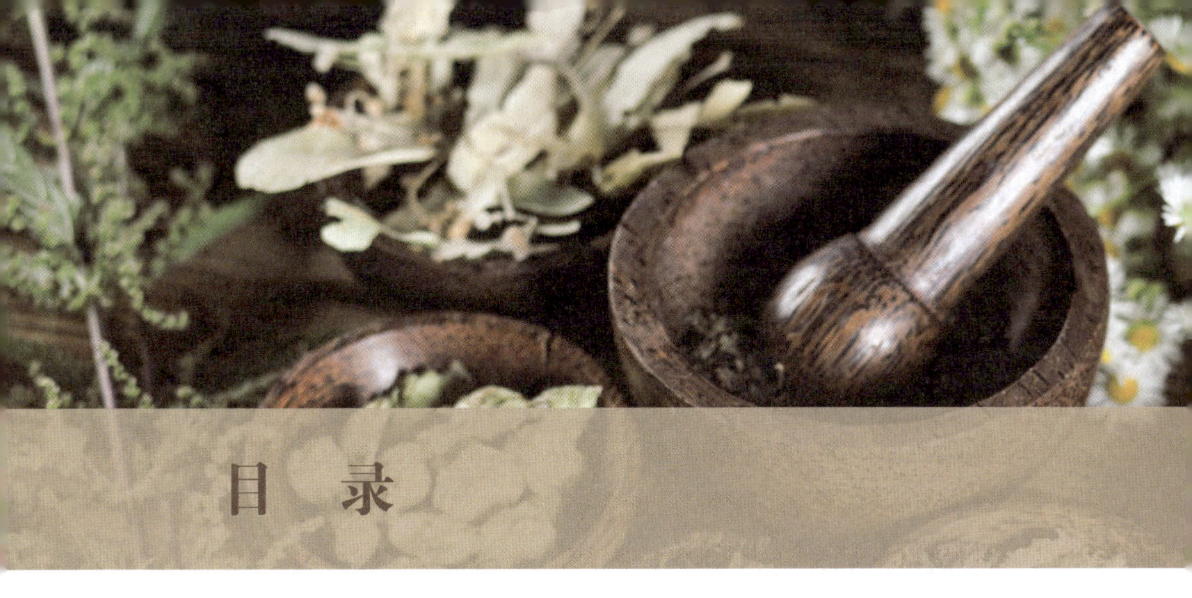

目　录

第一章 中医养生学概论

历代养生家由于各自的实践和体会不同，他们的养生之道在静神、动形、固精、调气、饮食养生及药饵养生等方面各有侧重，各有所长。从学术流派来看，可分为道家养生、儒家养生、医家养生、释家养生和武术养生等。

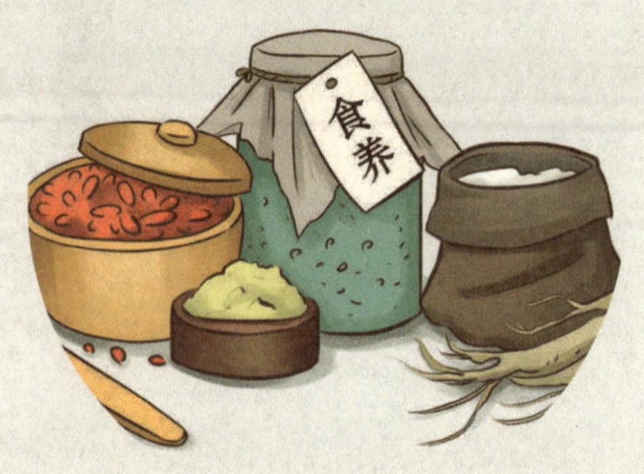
食养

第一节　中医养生学的概念

中医养生学是指在中医理论的指导下，探索人类健康的理论，研究增强体质、预防疾病和延年益寿的方法，并运用这种理论和方法指导人们保健活动的实用性学科。

在中医理论指导下，养生学汲取各学术流派之精华，提出了一系列养生原则和具体方法，如形神兼养、阴阳协调、顺应自然等。饮食养生要遵循食养、食节、食忌、食禁等原则；药饵养生要遵循药养、药治、药忌、药禁等原则；传统气功养生的方法繁多，如静功有入静放松功、内养功、强壮功等，动功有太极拳、八段锦、易筋经、五禽戏、大雁功等，

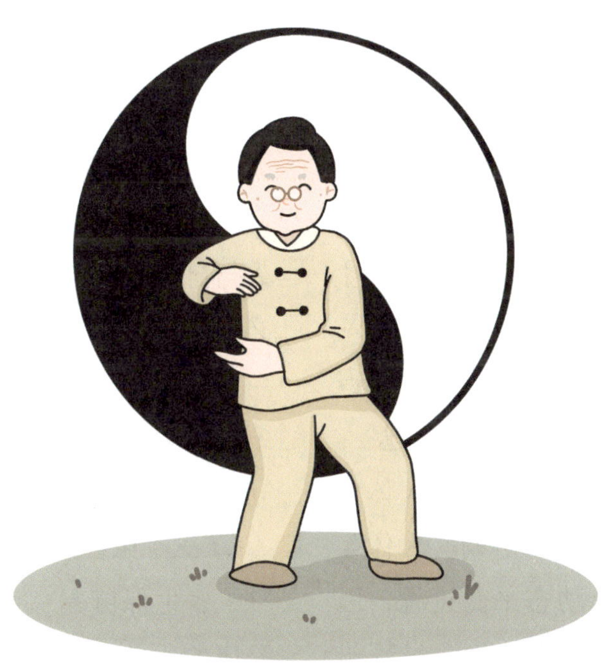

动静结合功有鹤翔桩功、少林内劲一指禅、空劲功、形神桩功等。诸如此类的方法，不仅深受我国人民的喜爱，而且远传世界各地，为世界各国人民的保健事业做出了应有的贡献。这些实用性很强的养生方法，将人类带入自然医学、身心医学、社会医学等领域，以全新的视角，形成人类延年益寿的思维理念。

第二节　中医养生学的性质和特点

一、中医养生学的性质

中医养生学是从实践经验中总结出来的，是历代劳动人民智慧的结晶。它经历了漫长的时间，由实践上升为理论，归纳出方法，又回归到实践中去验证，进而形成一门独立的学科。养生既是一个生理学概念，又是一个社会学概念。中医养生学是自然科学和社会科学的综合产物，是当代生命科学中的实用性学科。

二、中医养生学的基本特点

（一）整体动态的养生理念

中医养生学非常重视人体生命过程的动态平衡协调。人体生命过程是一个动态平衡过程，以阴阳平衡为贵。人体生命过程虽然总是处于动态的相对平衡之中，但是其平衡的内容是不同的，不是停留在某一水平线上的平衡。需要指出的是，人体的动态平衡观贯穿人体养生实践的各个方面。

（二）和谐适度的养生法则

中医养生学在理论和方法上强调和谐适度，不偏不倚。人与人之间的和谐、人与社会之间的和谐及人与自然之间的和谐，是养生实践必须遵循的原则。

事事和谐适度，体内气血才不会妄动。体内阴阳平衡，才能守其中正，保其冲和，健康长寿。

（三）综合调摄的养生方法

养生保健是一种综合的维持健康的行为。养生保健追求的不

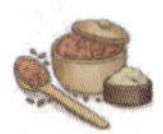

仅是长寿，而且是生活质量，让人活得更健康、快乐。综合保健是融预防、保健、康复为一体，采用多方法、多途径、多措施，以自我保健为主要方式的保健养生方法。

第三节　中医养生学的意义

养生的出发点和落脚点都是为了健康。健康不仅属于个人，还属于家庭和社会。追求健康、渴望长寿是人类长久以来就有的梦想。养生是现实生活中人们常关注的话题，说明现代人对自己生命质量的重视。对养生的探索在很大程度上反映了社会的文明程度。越是文明发达的社会，人们就越重视生存之外的精神需求。当今日新月异的科技发展使养生之道获得了更加宽阔的发展平台。人们可以驾驭客观规律，但不能违背客观规律。仅仅认识到生命的可贵、养生的重要是不够的，只有通过科学、文明、健康的生活方式，才能达到健康长寿的目的。

不良生活方式，如吸烟、过量饮酒、饮食结构变化对人体健

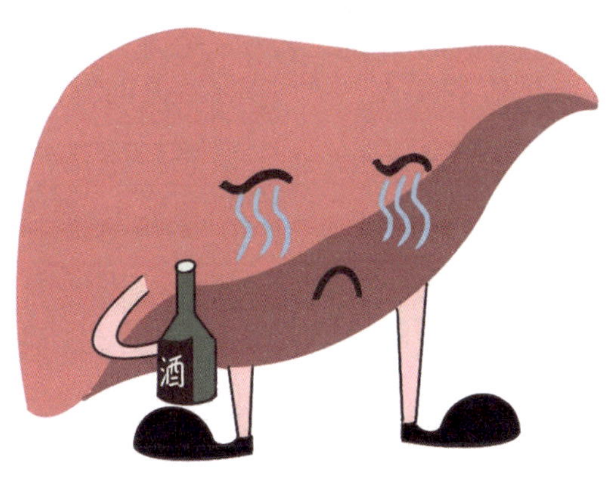

康的影响越来越明显。人不仅是生物，还具有社会性，社会因素影响人的健康状态。弘扬中医养生文化，普及养生知识，改变不良的生活习惯，建立科学的生活方式，有利于减少疾病的发生。

中医养生学的思维方式与现代科学发展的思维方法是一致的，中医养生学必将在今后人类保健事业中占有重要的地位。

第四节　中医养生学的健康观

中医的健康观早在《黄帝内经》中就已经确立了，即“天人合一”的健康观、“形神合一”的健康观、“阴平阳秘”的健康观、“正气为本”的健康观。此外，《黄帝内经》中把头发、牙齿和肌肉作为衡量健康状况的重要标志。了解中医的健康观，能够很好地指导我们的日常保健。

中医养生学认为，人类的一切活动与自然界具有相应的关系，不论是日月运行、昼夜晨昏，还是四时气候、地理环境，各种变化都会对人体的生理、病理产生重要的影响。因此，人类必须掌握和了解四时气候的变化规律与不同自然环境的特点，顺应自然，保持人体与自然环境的协调统一，才能养生防病。

中医养生学提出，只有当人的身体与精神紧密地结合在一起，即形神合一，才能保持与促进健康。现代医学研究表明，冠心病和糖尿病与情绪焦躁、心态不平衡有着密切的关系，开朗的性格、平和的心态是健康长寿的根本所在，这与中医“形神合一”的健康观不谋而合。

“阴平阳秘”表示阴阳既各自处于正常状态，又具有相互协调的关系。“阴平阳秘”是人的健康状态，体现在生命活动的不同方面和不同层次上，如酸碱平衡、代谢平衡等。此外，“阴平阳秘”

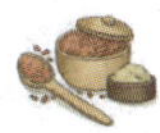

还体现在人体活动的一种有序的稳态上，这类似于现代科学所指的“内稳态”。“内稳态”是指人体在生理上保持平衡状态的倾向，如人的体温、血压、血液的酸碱度、血糖浓度等均为“内稳态”所调控。如果我们的身体达到这种稳态，就是健康状态。

中医学认为，疾病发生和早衰的根本原因在于机体正气虚衰。正气充足则人体阴阳协调、不易生病。正气不足则邪气容易损害人体，导致机体功能失调，产生疾病。

第五节　衰老的概念

人过壮年之后，衰老逐渐来临。衰老是指人在壮年之后，机体的生理功能出现渐进性的退化。

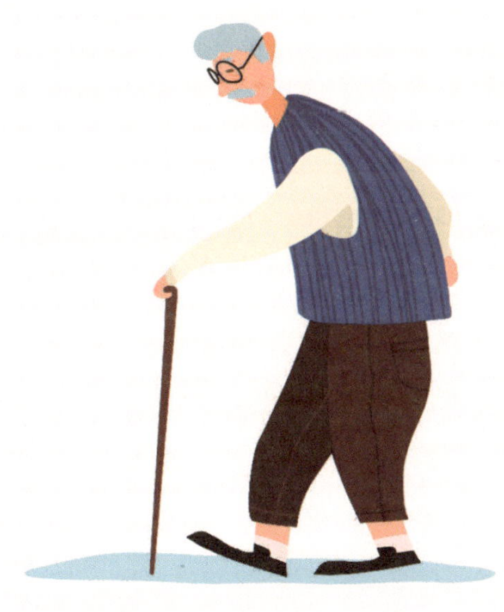

与生命过程一样，理想的衰老过程是漫长的、渐进的，可称为正常衰老或健康老化，即生理性衰老。通常，正常的衰老状态一般不出现临床症状或严重的功能障碍，具有一定的隐蔽性。在衰老的过程中，某些老化改变可能演变成疾病，反过来，某些疾病又会加速衰老的进程，使衰老提前到来，并使衰老的程度明显加重，这就是病理性衰老。

虽然理论上可以将衰老分为生理性衰老和病理性衰老，但是衰老的生理性变化和退行性疾病的病理性变化之间并无明显的界限。实际上，从整个生命过程来看，衰老与疾病往往是结伴而行的。

第二章　中医养生的基本理论和原则

中医养生学在长期的发展过程中，随着实践经验的不断积累，不断汲取各学派之精华，形成了比较完整的养生理论和原则。

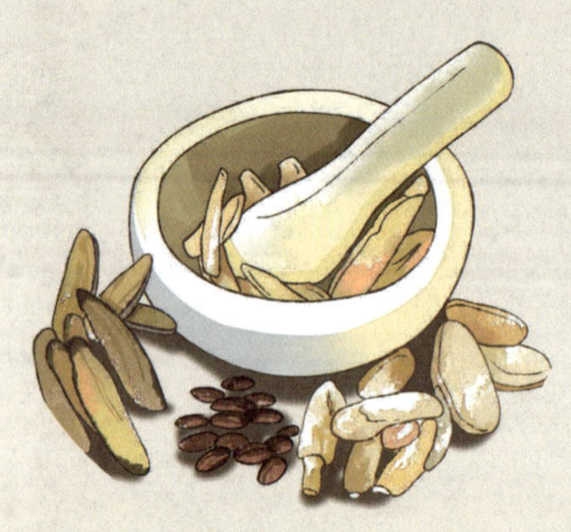

第一节　中医养生的基本理论

一、天人相应的整体观

中医养生学认为，人和自然都是“气”的产物。人类生于自然，长于自然，归于自然。人与自然在根本上是相融的。人是社会人，更是自然人，也必然是宇宙人。人源于自然，与自然界有着密不可分的关系。

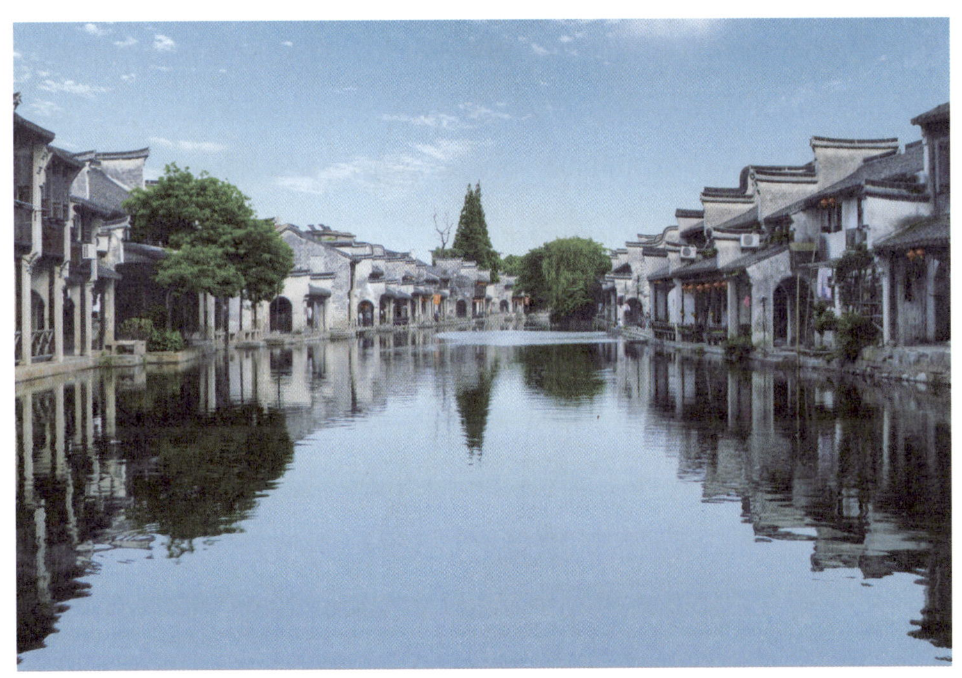

二、形神合一的生命观

中医养生学认为，形与神是相辅相成的。形为生命之基，神为生命之主。从本原上讲，神生于形；从作用上讲，神又主宰形。形、神的对立统一，构成了人体生命这一有机的整体。

三、动静互涵的运动观

生命活动的状态可概括为“静态”和“动态”两种态势。动和静是物质在一定时间和空间完成的运动形式。生命的发展变化始终处在一个动静相对平衡的更新状态中。运动和静养是我国传统养生防病理论的重要原则。中医养生学认为，气血需要动，而心神需要静。只有动静结合，才能达到形神合一、增强体质的目的。

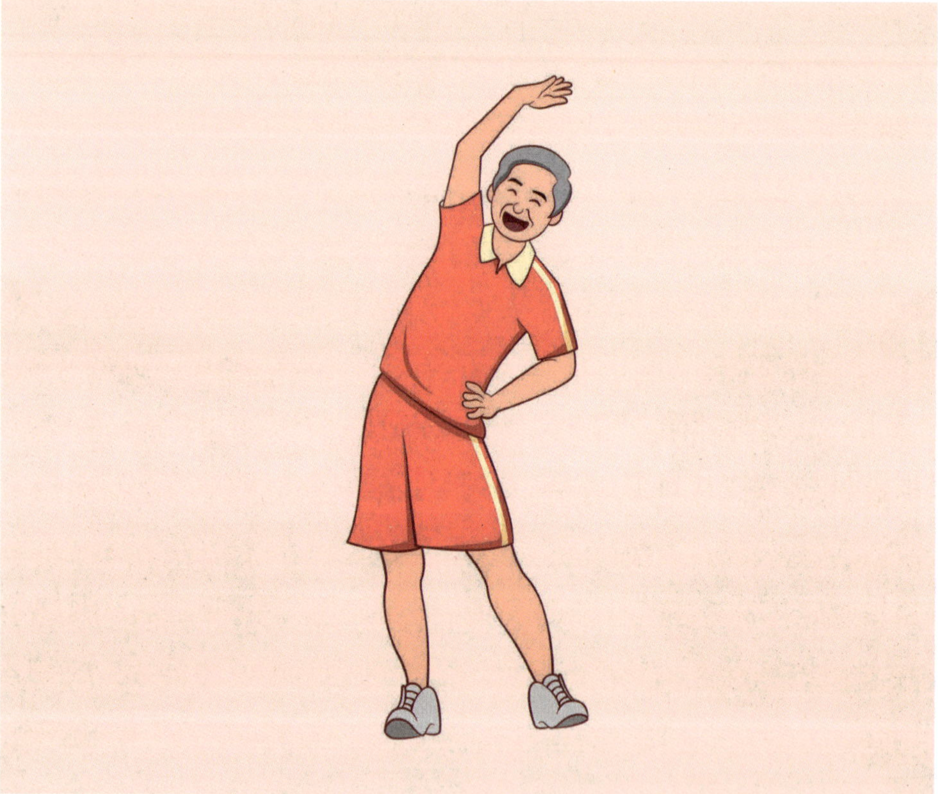

四、协调平衡的调养观

协调平衡是指运用阴阳平衡的规律，协调人体与外界环境的生态关系，达到内外和谐和动态平衡。

和谐平衡是生命整体运动的

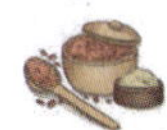

核心。养生保健的根本任务就是运用阴阳平衡的规律，协调机体功能，达到内外和谐平衡。因此，保持人体阴阳协调平衡就成为一条重要的养生原则。

五、正气为本的预防观

中医学“治未病”的思想体现了对疾病的预防观。预防为主的根本目的是养护正气，提高机体的防病能力，以保证人体健康。所谓“正气”，是指人体机能活动和抗病及康复的能力。“邪气”则泛指损害人体正气的一切致病因素。因此，中医养生学提出了以“内因正气为主导”的养生防病思想。

中医养生学非常重视人体的正气，《黄帝内经》提出了以正气为主的养生思想。疾病的发生、发展、转归与正气的强弱直接相关。一般情况下，人体正气旺盛，邪气就不易侵犯，机体就不会发病，即使患病，症状也会比较轻。

第二节　中医养生的基本原则

一、因时施养

中医养生学认为，人体的一切生理活动和心理活动都必须顺应四时阴阳消长、转化的客观规律。因此，人体必须顺应自然规律进行养生实践活动。

在一年四季中，要遵循自然界春生、夏长、秋收、冬藏的物候特点和“春夏养阳，秋冬养阴”的养生原则。春天要顺应自然界的阳气升发，重点养好肝；夏天万物繁茂，要保护人体的阳气，重点养好心和脾；秋天是收获的季节，要保护阴气，重点养好肺；冬天万物潜藏，要保护阴精，重点养好肾。

二、因人施养

人类本身存在着较大的个体差异，这种差异不仅表现在不同的种族之间，还存在于个体之间。

不同的个体有不同的心理状态和生理状态，对疾病的易感性也各不相同。这就要求我们在养生的过程中，应当以辨证为指导思想，因人施养，才能有益于身心健康，从而达到养生保健的目的。

因人施养是指根据年龄、性别、体质、职业、生活习惯等不同特点，有针对性地选择相应的养生保健方法。

三、因地施养

人和自然是一个有机的整体，只有认识自然、适应环境，并与之保持协调统一，才能健康长寿。地理环境对人类健康的影响是永恒的。研究表明，人会对不同的地理环境产生不同的适应性，从而形成不同的体质。俗话说“一方水土养一方人”，正符合“辨体养生”的道理。

第三节　养生实践的指导思想

一、综合调养

由于人是一个统一的有机体，无论哪一个环节发生故障，都会影响整体生理活动的正常进行，因此养生保健必须从整体着眼，注重综合调养。在具体调养时应注意以下几点：

第一,养生宜适度。所谓适度，就是恰到好处。在实际调养过程中，任何养生方法都须适度，不可太过，也不可不及。若过分注意保养，可能瞻前顾后，不知所措;若不在乎身体保健，随心所欲，则精气容易耗伤。

第二，养生勿过偏。养生过偏大致有两种情况。一是强调“补”即是养。当然，食补、药补、静养等都是有效的养生方法，但用之太过而忽略其他方面则有害。二是过分静养。好逸不劳则容易气机郁滞，导致机体新陈代谢失调。

中医养生学认为，健康长寿并非靠一朝一夕、一功一法就能

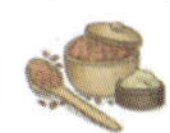

实现的。从个人的角度来讲，应建立科学的生活方式，并针对个人的具体情况，制订出一套综合性的养生保健方法。从社会的角度来讲，要建立社会预防保健体系。

二、持之以恒

科学养生要做到知、信、行统一。知，是指学习和获得健康信息与健康知识，树立养生保健观念和意识；信，是指相信科学的健康知识，重视健康教育和健康投资；行，是指身体力行，持之以恒地进行养生实践。

医学研究证明，养生保健不仅方法要合适，还要长期坚持，才能不断改善体质。

三、养生贯穿一生

在人的一生中，各种因素都会影响寿命的长短，因此养生必须贯穿人的一生。我国传统养生学十分重视个体生命的成长阶段，既关心生理发育，又重视社会化人格的养成。成年期既是人体生理功能的高峰期，又是“多事之秋”，因此需要全方位地调整、保健，为老年期的健康奠定一个良好的基础。人到老年，生理功能开始减退，应内养精、气、神，外避六淫之邪，保护正气，延缓生理功能衰弱。对于高龄之人，可视其阴阳气血之虚实，有针对性地进行身体锻炼，辅助以药物调理和食疗。

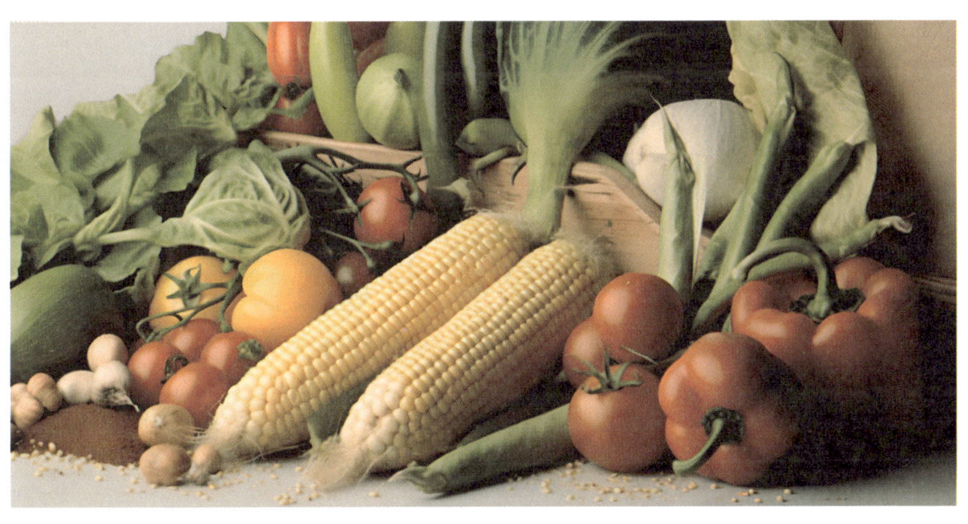

四、练功贵在专和精

练功应以养心健身、防病祛病、延年益寿为目的。中医养生保健的方法很多，要根据自己的情况合理选择。一旦选定,就要专一、精练，切忌见异思迁、朝秦暮楚。每一种功法都有自身规律，专一、精练不仅能强化生命运动的节律，还能提高生命运动的有序化程度。如果同时练几种功法，但每一种功法都学不深透，就起不到健身的作用，而且各种功法的规律不完全相同，互有干扰，也会影响生命活动的有序进行。

另外，练功要循序渐进，坚持不懈，不可急于求成。总之，只要掌握正确的方法，勤学苦练，细心体会，就一定能取得强身健体的效果。

五、养生重在生活化

养生不是养老。养生是一种文化，更是一种生活方式，追求的不仅是长寿，更注重生命质量的提高。

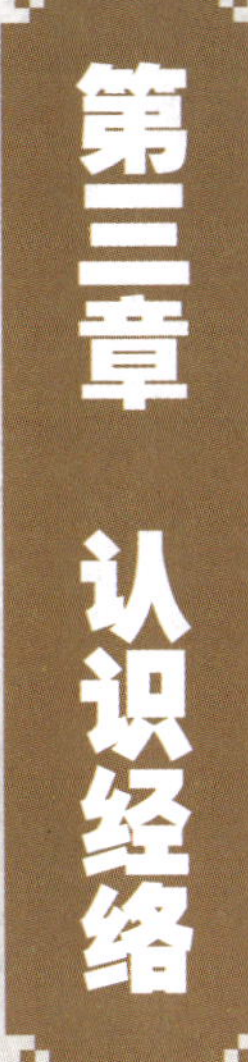

经络是运行气血、联系脏腑和体表及全身各部分的通道，也是人体功能的调控系统。

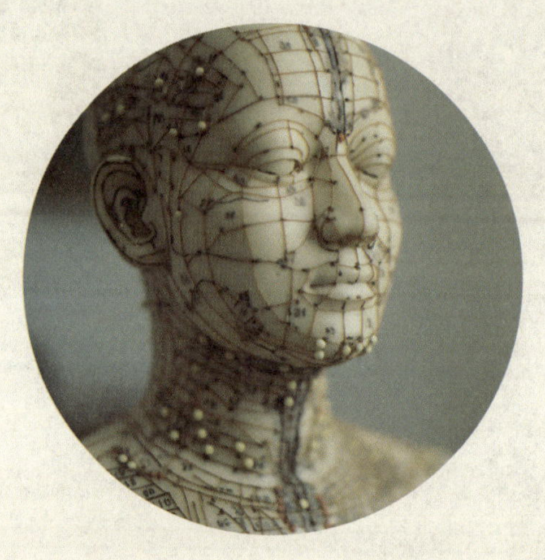

第一节　经络概述

一、十二经脉

十二经脉按其流注次序分别为手太阴肺经、手阳明大肠经、足阳明胃经、足太阴脾经、手少阴心经、手太阳小肠经、足太阳膀胱经、足少阴肾经、手厥阴心包经、手少阳三焦经、足少阳胆经和足厥阴肝经。十二经脉是经络系统的主体，故又被称为“正经”。

十二经脉的名称由手足、脏腑和阴阳三部分组成。手足，表

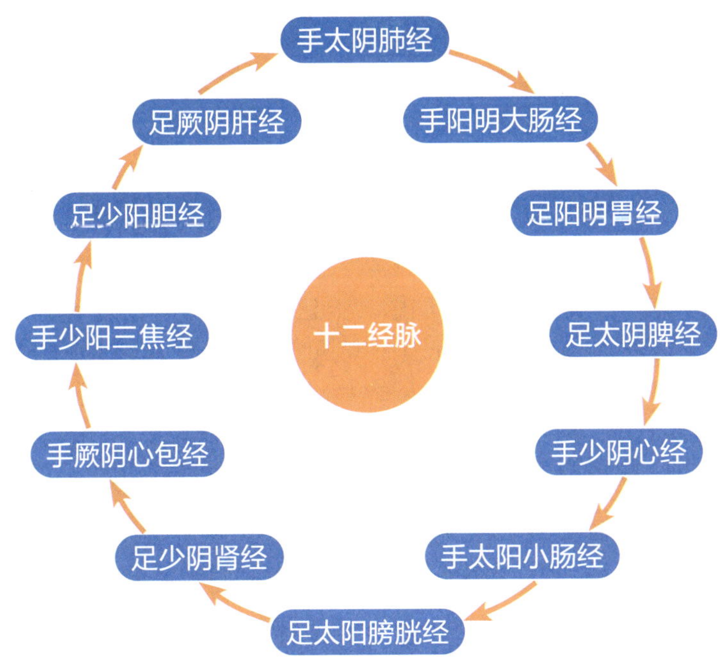

示经脉在上、下肢分布的不同，手经表示其外行路线分布于上肢，足经表示其外行路线分布于下肢。脏腑，表示经脉的脏腑属性，如肺经表示该经脉属肺脏，胃经表示该经脉属胃腑。阴阳，表示经脉的阴阳属性及阴阳气的多寡。一阴一阳衍化为三阴三阳，以区分阴阳气的盛衰（多少）：阴气最盛为太阴，其次为少阴，再次为厥阴；阳气最盛为阳明，其次为太阳，再次为少阳。根据阴阳气的多寡，三阴三阳之间组成对应的表里相合关系。三阴三阳的名称广泛应用于经络的命名，经别、络脉、经筋也是如此。

二、奇经八脉

奇经八脉，包括督脉、任脉、冲脉、带脉、阳跷脉、阴跷脉、阳维脉和阴维脉。它们与十二正经不同，既不直属脏腑，又无表里相合关系。这是具有特殊作用的经脉，对其余经络起统率、联络和调节气血盛衰的作用。奇经八脉的分布部位与十二经脉纵横交互。督脉行于后正中线，任脉行于前正中线，任脉、督脉各有本经所属穴位，故与十二经脉相提并论，合称“十四经”。其余六脉的穴位均交会于十二经脉和任脉、督脉中。冲脉行于腹部第一侧线，交会于足少阴肾经。任、督、冲三脉皆起于胞中，同出会阴而异行。带脉横斜地行于腰腹，交会于足少阳经。阳跷脉行于下肢外侧及肩、头部，交会于足太阳经。阴跷脉行于下肢内侧及眼，交会于足少阴经。阳维脉行于下肢外侧、肩和头项，交会于足少阳经及督脉。阴维脉行于下肢内侧、腹部第三侧线和颈部，交会于足少阴经及任脉。

三、十二经别

十二经别，是从十二经脉另行分出，深入体腔，以加强表里相合关系的支脉，又称“别行之正经”。十二经别一般从四肢肘膝上下的正经分出，分布于胸腹腔和头部，有“离、合、入、出”的分布特点。从十二经脉分出称“离”，与表里经别同行称“合”，进入胸腹腔称“入”，在头颈部出来称“出”。需要强调的是，出于头颈部后，阳经经别合于原经脉，阴经经别合于相表里的阳经经脉，如手阳明经别合于手阳明经脉，手太阴经别也合于手阳明经脉。手足三阴三阳经别，按阴阳表里关系组成六对，称为“六合”。经别通过离、合、入、出的分布特点，沟通了表里两经，加强了经脉与脏腑的联系，突出了心和头的重要性，扩大了经脉的循行联系和经穴的主治范围。

四、十五络脉

十二经脉在四肢部各分出一络，再加躯干前的任脉络、躯干后的督脉络及躯干侧的脾之大络，共计十五条，称“十五络脉”。四肢部的十二络，主要起沟通表里两经和补充经脉循行不足的作用；躯干部的三络，起渗灌气血的作用。络脉和经别都是经脉的分支，均有加强表里两经的作用，不同的是：经别主内，无所属穴位，也无所主病症；络脉则主外，各有一络穴，并有所主病症。络脉按其形状、大小、深浅等的不同又有不同的名称，“浮络”为浮行于浅表部位的络脉，“孙络”是络脉中最细小的分支，“血络”则指细小的血管。

五、十二经筋

十二经筋，是指与十二经脉相应的筋肉部分，其分布范围与十二经脉大体一致。经筋各起于四肢末端，结聚于骨骼和关节，有的进入胸腹腔，但不像经脉那样属络脏腑。手足三阳经筋都到达头目，手三阴经筋到胸膈，足三阴经筋到阴部。经筋的作用是约束骨骼，活动关节，保持人体正常的运动功能，以及维持人体正常的体位姿势。

六、十二皮部

十二皮部，是指与十二经脉相应的皮肤部分，属十二经脉及其络脉的散布部位。体表皮肤按手、足三阴三阳划分，即形成十二皮部。这是十二经脉功能活动于体表的反应部位，也是络脉之气散布之所在。因为皮部位于人体最外层，所以是机体的卫外屏障。皮部具有抗御外邪、保卫机体和反映病候、协助诊断的作用。在诊察或治疗疾病时，还可将十二皮部合为“六经皮部”。因督脉合于太阳，任脉合于少阴，所以不另有皮部。“六经皮部”各有专名，其名称分别以“关”“阖”“枢”为首，三阳以太阳为“关”，阳明为“阖”，少阳为“枢”；三阴以太阴为“关”，厥阴为“阖”，少阴为“枢”。皮部名称对于阐明六经辨证的机理有重要的意义。

第二节　经络的作用及经络理论的应用

一、经络的作用

（一）沟通内外，网络全身

人体的五脏六腑、四肢百骸、五官九窍、皮肉筋骨等组织器官，虽有各自不同的生理功能，但又互相联系，并进行有机的整体活动，使人体内外、上下、前后、左右构成一个有机的整体。人体的这种联系和活动主要是依靠经络系统的联络沟通实现的。十二经脉及十二经别重在加强人体体表与脏腑，以及脏腑间的联系；十二经脉和十五络脉，重于加强体表与体表以及体表与脏腑间的联系；十二经脉通过奇经八脉，加强了经与经之间的联系；十二经的“标本”、“气街”和“四海”，则加强了人体前后腹背和头身上下的分段联系。经络系统以头身“四海”为总纲，以十二经脉为主体，分散为三百六十五络而遍布全身，将人体各部位紧密地联系起来，使人体各部分的活动保持完整和统一。

（二）运行气血，协调阴阳

经络具有运行气血、濡养周身及协调阴阳的作用。气血是人体生命活动的物质基础。人体各个脏腑组织器官在气血的温养濡润下才能发挥正常的生理作用。需要说明的是,无论“宗气”“原气”，还是“营气”“卫气”，都通过经络营运于周身内外。

（三）抗御病邪，反映症候

因为“孙络”分布范围广而表浅，所以当病邪侵犯时，“孙络”

和“卫气”发挥了重要的抗御作用。如果疾病发展，则可由表及里，从络脉、经脉逐步深入，出现相应的症候反应。

经络反映症候可以是局部的、一经的，也可以是数经的或是整体的。在临床上，经络的阴阳气血盛衰可出现寒热虚实等多种症候表现，疾病由表及里，由三阳经传入三阴经的发展变化过程，体现了经络与经络之间、经络与脏腑之间存在着相互联系。

（四）传导感应，调整虚实

应用针刺、按摩等治法要讲究“调气”，要了解经络的通路。针刺时的“得气”和“行气”现象，是经络传导感应现象的表现。经络在针或灸等刺激下，可起到双向调节的作用，向着有利于机体恢复的方向转化。临床及实验研究表明，经络对机体各个系统和器官都能发挥多方面、多环节、多途径的调整作用。

经络就像人体内四通八达的网络，在正常情况下能运行气血，协调阴阳，传递信息至人体各部分。当发生气血不和及阴阳失衡等病症时，也会通过经络将疾病的信息反映出来。需要说明的是，针灸等治法是通过激发经络本身的功能，使机体阴阳处于平衡状态。

二、经络理论的应用

（一）循经取穴

经气行于经络中，经气所表现出来的生命现象又称“神气”，经络所属的穴位就是“神气”之“游行出入”之所在。经络各有所属穴位，穴位除有分属的经络之外，还有不同的类别。穴位以经络为纲，经络以穴位为目。经络的分布既有纵向的分线（分行）关系，又有横向的分部（分段）关系。因此，按经络远道取穴是循经，按经络邻近取穴也是循经。

作为特定类别的四肢经穴有井、荥、输、经、合、原、络、郄等。在头面部、躯干部，则有处于分段关系的脏腑俞、募穴及众多交会穴。对脏腑五官说来，取头面、躯干部的经穴是近取法，取四肢部的经穴是远取法。循经远取和远近配合，在临床治疗中具有特殊且重要的意义。

（二）药物归经

药物按其主治性能归入某经或某几经，简称药物归经。因病症可以分经，主治某些病症的药物也就成为某经和某几经之药。经络不仅在人体生理功能的调控中具有重要的作用，还是临床上说明人体病理变化、指导辨证归经和针灸治疗的重要理论依据。

第四章　穴位概述

归属于十四经系统的穴位称为“经穴”，未归入十四经的补充穴位称为“经外奇穴”，身上的压痛点或其他反应点取穴称为“阿是穴”。

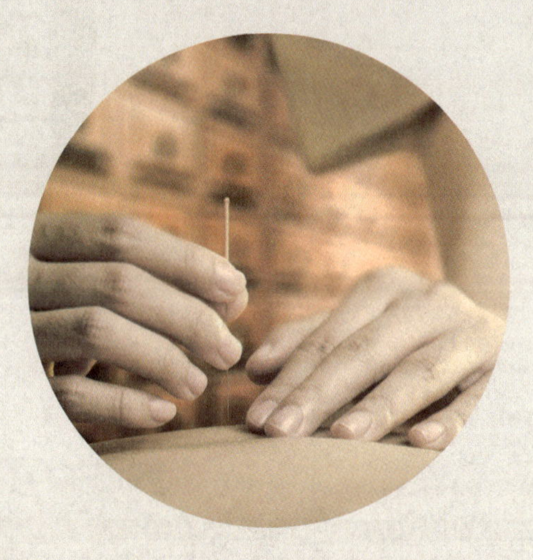

第一节　穴位的分类和命名

一、穴位的分类

（一）经穴

凡归属于十二经脉和任脉、督脉的穴位，为归属于十四经的穴位，总称“经穴”。经穴均有具体的穴位名称和固定的位置，分布在十四经循行路线上，有明确的针灸主治证。

（二）经外奇穴

凡未归入十四经穴范围，而有具体的位置和名称的经验效穴，统称“经外奇穴”，简称“奇穴”。奇穴是在“阿是穴”的基础上发展起来的。这类穴位的主治范围比较单一，多数对某些病症有特殊的疗效，如四缝穴主治小儿疳积等。

奇穴的分布较为分散，有的在十四经循行路线上；有的虽不在十四经循行路线上，但与经络系统有着密切联系；有的奇穴并不是指一个穴位，而是多个穴位的组合，如十宣、八邪、八风穴等；有些虽为奇穴，但实际上就是经穴，如胞门、子户穴等。

（三）阿是穴

阿是穴，又称天应穴、不定穴等，通常是指该处既不是经穴，又不是奇穴，这类穴位既无具体名称又无固定位置，而是以压痛点或其他反应点作为刺灸的部位。阿是穴多在病变附近，也可在与其距离较远处。

临床上对于压痛点取穴，凡符合经穴或奇穴位置者，均应称之为经穴或奇穴名，都不符合者才可称阿是穴，用以补充经穴、奇穴的不足。

二、穴位的命名

（一）以天象地理命名

1. 以日月星辰命名，如日月、上星、璇玑、华盖、太乙、太白、

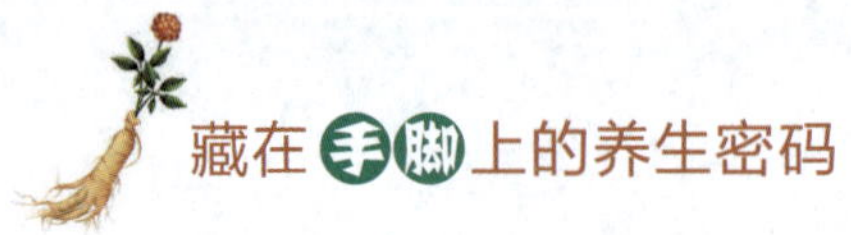

天枢穴等。

2. 以山谷丘陵命名，如承山、合谷、大陵、梁丘、丘墟穴等。

3. 以大小水流命名，如后溪、支沟、四渎、少海、尺泽、曲池、曲泉、经渠、太渊穴等。

4. 以交通要冲命名，如气冲、水道、关冲、内关、风市穴等。

（二）以人事物象命名

1. 以动植物名称命名，如鱼际、鸠尾、伏兔、犊鼻、攒竹、禾髎穴等。

2. 以建筑居处命名，如天井、玉堂、巨阙、曲垣、库房、府舍、天窗、地仓、梁门、紫宫、内庭、气户穴等。

3. 以生活用具命名，如大杼、地机、颊车、阳辅、缺盆、天鼎、悬钟穴等。

4. 以人事活动命名，如人迎、百会、归来、三里穴等。

（三）以形态功能命名

1. 以解剖部位命名，如腕骨、完骨、大椎、曲骨、京骨、巨骨穴等。

2. 以脏腑功能命名，如背俞、神堂、魄户、魂门、意舍、志室穴等。

3. 以经络阴阳命名，如三阴交、三阳络、阴都（腹）、阳纲（背）、阴陵泉、阳陵泉穴等。

4. 以穴位作用命名，如承浆、承泣、听会、迎香、廉泉、劳宫、气海、血海、光明、水分穴等。

第二节　穴位的作用及主治规律

一、穴位的作用

穴位作为脏腑经络气血转输出入的特殊部位，其作用与脏腑、经络有着密切的关系，主要体现在诊断和治疗两个方面。

（一）用于诊断

穴位有反映病症、协助诊断的作用。穴位在病理状态下具有反映病候的作用，如胃肠疾病患者，常在足三里、地机穴等出现压痛、过敏；肺脏疾病患者，常在肺俞、中府穴等有压痛、过敏及皮下结节。因此，临床上先通过指压背俞穴、募穴、郄穴、原穴，再观察穴位的压痛、过敏、肿胀、硬结、冷热及局部肌肉的坚实虚软程度，并审视皮肤的色泽、瘀点、丘疹、脱屑、肌肉隆起、凹陷等来协助诊断。

（二）用于治疗

穴位有接受刺激、防治疾病的作用。穴位不仅是气血输注的部位，还是防治疾病的针灸刺激点。需要说明的是，针刺、艾灸等对穴位的刺激作用，通其经脉，调其气血，使阴阳归于平衡，脏腑趋于调和，从而达到扶正祛邪的目的。

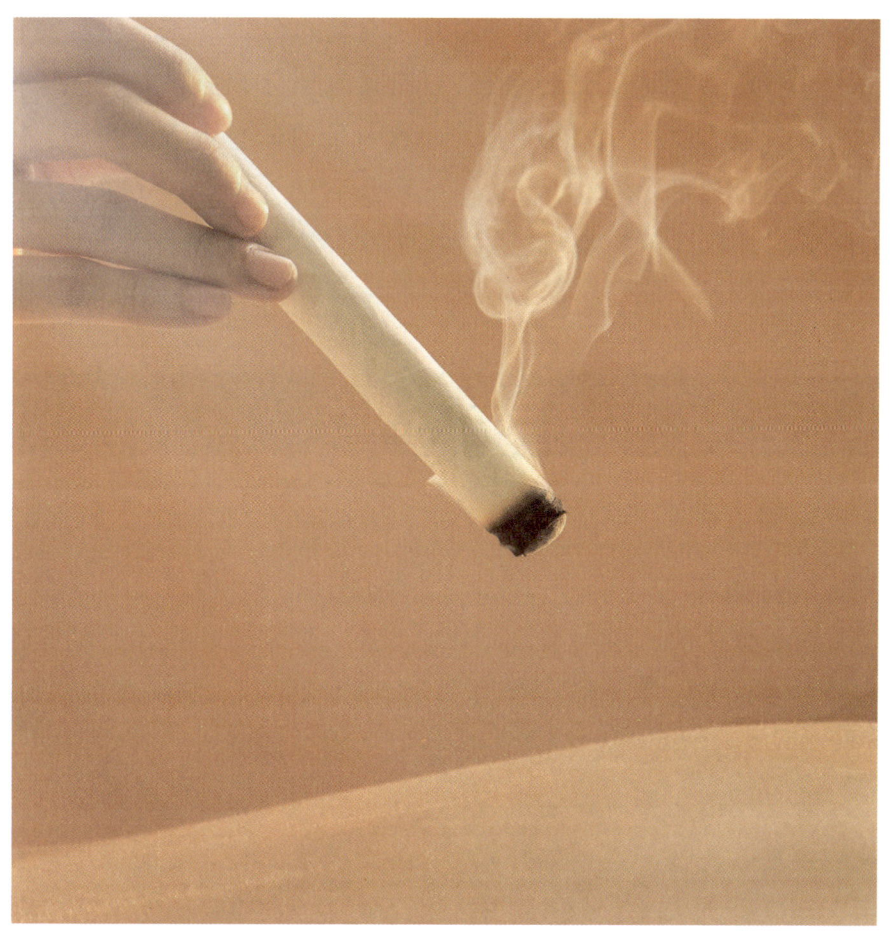

二、穴位的主治规律

（一）分经主治规律

十二经脉在四肢部的五输穴（井、荥、输、经、合穴）、原穴、络穴、郄穴对于头身部及脏腑病症有特殊的治疗作用，这也是穴位分经主治的基础。四肢是经脉的“根”部和“本”部，对于头身的“结”部和“标”部有远道主治作用。各经有其主要治症（主病），邻近的经又有类似作用，或两经相同，或三经相同，这是“三阴”“三阳”在治疗作用上的共性。

（二）分部主治规律

任脉、督脉行于头身前后正中，为手足阴阳经脉所交会，是各经的总纲。头身部从上而下分为头、胸、上腹、下腹，分别与背腰部前后对应，这就是四海和气街所在部位。胸和上、下腹，又属三焦的分布范围，这是十二经脉的“结”部和“标”部，对于该部位的脏腑、器官有邻近主治作用。“脏腑腹背，气相通应”，体现了经脉在纵行分经的基础上又有横行分部的关系。需要强调的是，任脉、督脉由于特殊的位置对于整体有更大的作用。督脉以头项部为重点，任脉以下腹部为重点，体现阴升阳降的作用。

第三节　特定穴

一、五输穴

十二经脉在肘、膝关节以下各有称为井、荥、输、经、合的五个穴位，合称“五输穴”。

五输穴是常用要穴，为古今医家所重视。在临床上，如井穴可用来治疗神志昏迷，荥穴可用来治疗热病，输穴可用来治疗关节痛，经穴可用来治疗喘咳，合穴可用来治疗六腑病症等。

二、原穴

十二经脉在腕、踝关节附近各有一个穴位，是脏腑原气留止之处，称为“原穴”，合称“十二原”。

"原"即本原、原气之意，是人体生命活动的原动力。

阴经的五脏之原穴，即五输穴中的输穴。三焦散布原气运行于外部，阳经的脉气较阴经盛长，故于输穴之外立一原穴。这样就是阴经的输穴与原穴合一，阳经则输穴与原穴分立。原穴是脏腑原气留止之处，因此脏腑发生病变时，就会相应地反映到原穴上来。

三、络穴

络脉由经脉分出之处各有一穴，称络穴。因此，络穴不仅能治本经病，还能治其相表里之经的病症。

原穴和络穴在临床上既可单独使用，又可相互配合。原、络合用称"原络配穴"。

四、郄穴

郄穴是各经脉在四肢部经气深聚的部位，郄与"隙"通，是空隙、间隙的意思。郄穴大多分布于四肢肘膝关节以下。十二经脉、阴阳跷脉和阴阳维脉各有一郄穴，合为十六郄穴。在临床上，郄穴常用来治疗本经循行部位及所属脏腑的急性病症。

五、背俞穴

背俞穴，是脏腑之气输注于背腰部的穴位。背俞穴位于腰背部足太阳膀胱经的第一侧线上，大体依脏腑位置而上下排列。

六、募穴

脏腑之气结聚于胸腹部的穴位，称募穴。五脏六腑各有一募穴。募穴的部位都接近其脏腑所在，有的在正中任脉（单穴），有的在两旁各经（双穴）。分布于肺经的有肺募中府穴，分布于肝经的有肝募期门穴、脾募章门穴，分布于胆经的有胆募日月穴、肾募京门穴，分布于胃经的有大肠募天枢穴。以上均为双穴，其余都分布于任脉：心包募膻中穴、心募巨阙穴、胃募中脘穴、三焦募石门穴、小肠募关元穴、膀胱募中极穴，均为单穴。

临床上可通过观察、触扪俞募穴处的异常变化，以诊断相应脏腑疾病，还可刺灸俞募穴来治疗相应的脏腑疾病。

七、八会穴

八会穴，是指脏、腑、气、血、骨、筋、脉、髓所会聚的八个穴位。

就原有一些重要穴位，按其特殊治疗作用进行归纳，定出八会穴的名称。如章门穴原是脾之募穴，因为五脏皆秉气于脾，故称为脏会；中脘穴为胃之募穴，因六腑皆禀于胃，故为腑会；膻中穴为宗气之所聚，故为气会；膈俞穴位于心俞穴、肝俞穴之间，心主血，肝藏血，故为血会；大杼穴近于椎骨，是柱骨之根，故为骨会；阳陵泉穴位于膝下，膝为筋之府，故为筋会；太渊穴居于寸口，为脉之大会处，故为脉会；绝骨穴属于胆经，主骨所生病，骨生髓，故以此为髓会。临床上，凡与此八者有关的病症均可选用相关的八会穴来治疗。

八、八脉交会穴

八脉交会穴，是指四肢部通向奇经八脉的八个经穴。需要说明的是，八个经穴均分布于肘膝以下。

九、下合穴

下合穴是治疗六腑病症的主要穴位，如足三里穴治胃脘痛，下巨虚穴治泄泻，上巨虚穴治肠痛、痢疾，阳陵泉穴治胆痛，委阳穴、委中穴治遗尿等。

十、交会穴

交会穴，是指两经或数经相交会合的穴位。交会穴多分布于头面部、躯干部。交会穴不仅能治本经的疾病，还能兼治所交经脉的疾病。

第五章　认识穴位（一）

穴位是脏腑经络气血输注于人体外部的特殊部位，也是疾病的反应点和针灸等治法的刺激点。

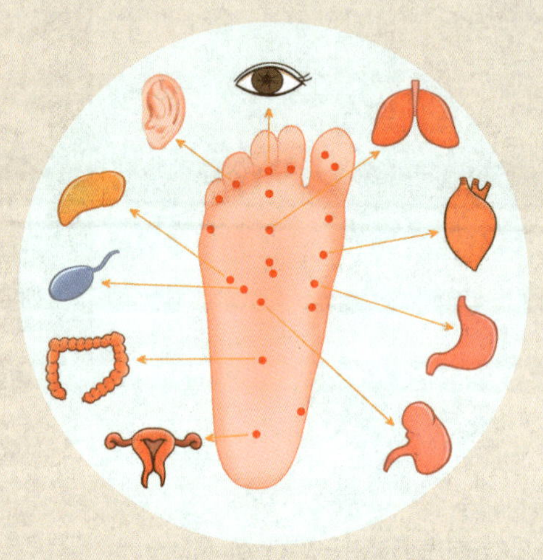

第一节　手太阴肺经所属常用穴位

1. 中府穴

[功效] 宣肺理气。

2. 云门穴

[功效] 止咳平喘。

3. 天府穴

[功效] 清热散结。

4. 侠白穴

[功效] 宽胸通络。

5. 列缺穴

[功效] 宣肺通络。

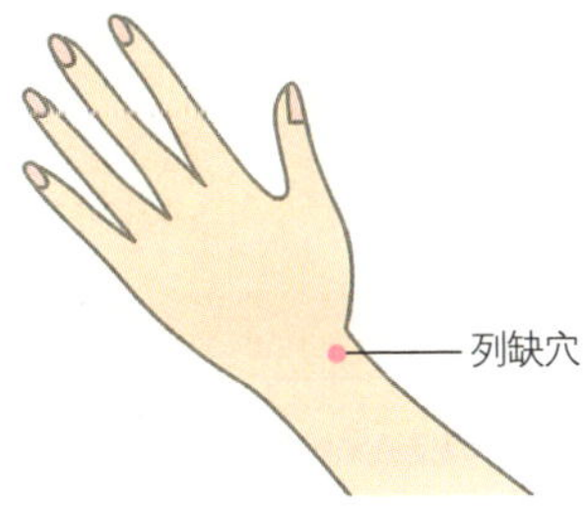

6. 尺泽穴

[功效] 肃理肺气。

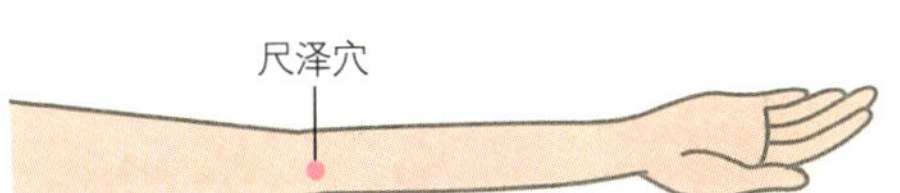

7. 孔最穴

[功效] 清热利咽。

8. 经渠穴

[功效] 宣肺平喘。

9. 太渊穴

[功效] 宣肺平喘。

10. 鱼际穴

[功效] 清热润肺。

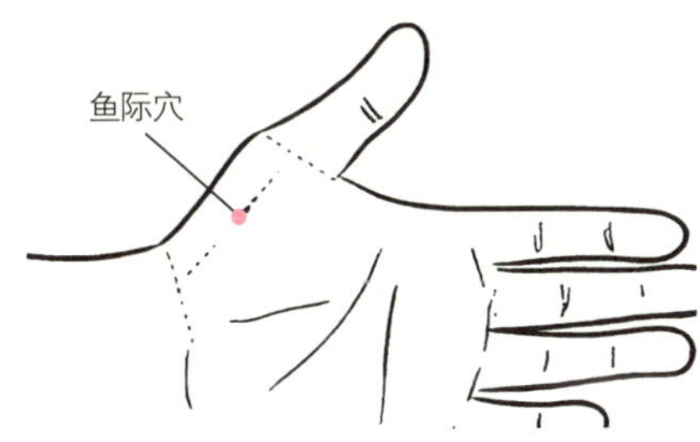

11. 少商穴

[功效] 清热利咽。

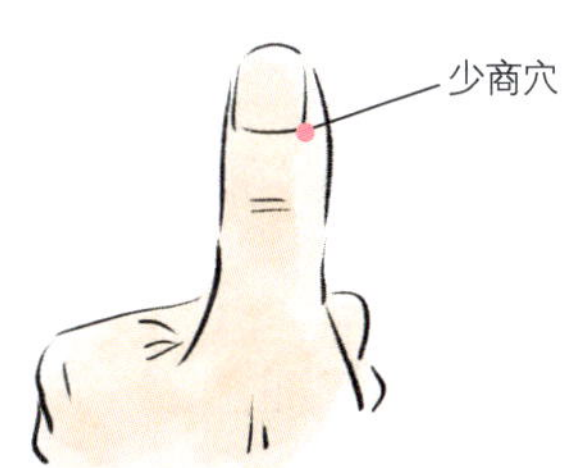

第二节 手阳明大肠经所属常用穴位

1. 商阳穴

[功效] 清热消肿。

2. 二间穴

[功效] 清热祛风。

3. 三间穴

[功效] 行气止泻。

4. 合谷穴

[功效] 清热解表。

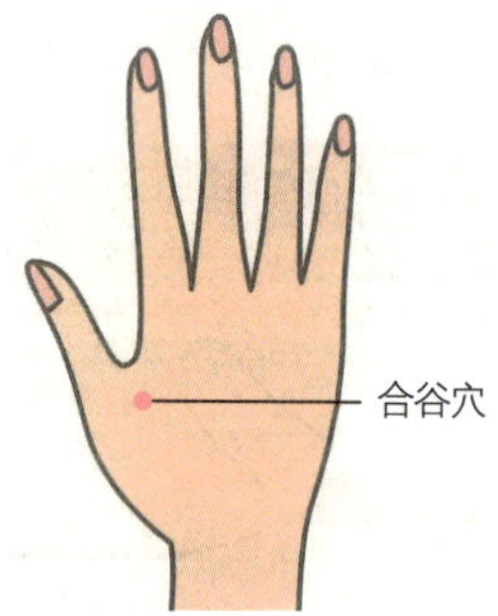

5. 阳溪穴

[功效] 明目利咽。

6. 偏历穴

[功效] 清热宣肺。

7. 温溜穴

[功效] 清热消肿。

8. 下廉穴

[功效] 理气通腑。

9. 上廉穴

[功效] 理气通腑。

10. 手三里穴

[功效] 清热明目。

11. 曲池穴

[功效] 清热疏风。

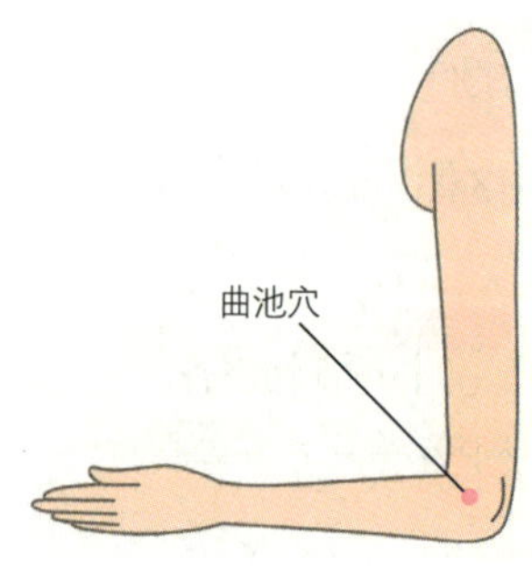

12. 手五里穴

[功效] 化痰消肿。

13. 臂臑穴

[功效] 理气消痰。

14. 肩髃穴

[功效] 清热祛风。

15. 巨骨穴

[功效] 理气消痰。

16. 天鼎穴

[功效] 理气化痰。

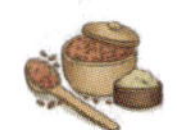

17. 扶突穴

[功效] 清利咽喉。

18. 口禾髎穴

[功效] 清肺祛风。

19. 迎香穴

[功效] 通利鼻窍。

第三节　足阳明胃经所属常用穴位

1. 足三里穴

[功效] 和胃健脾。

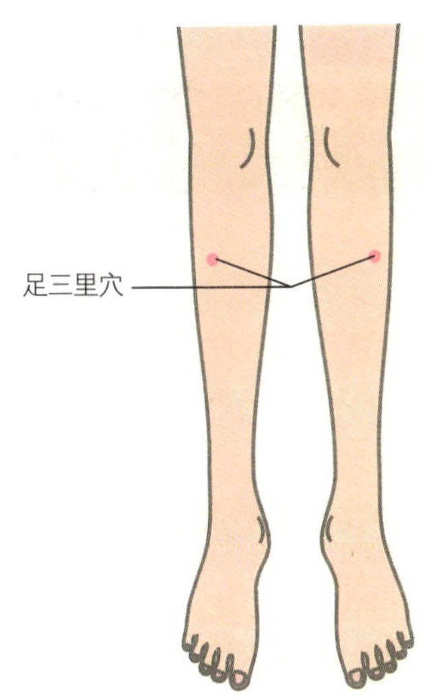

2. 四白穴

[功效] 散风明目。

3. 巨髎穴

[功效] 舒筋活络。

4. 地仓穴

[功效] 祛风止痛。

5. 大迎穴

[功效] 熄风止痛。

6. 颊车穴

[功效] 散风清热。

7. 下关穴

[功效] 消肿止痛。

8. 人迎穴

[功效] 散结清热。

9. 水突穴

[功效] 平喘利咽。

10. 气舍穴

[功效] 利咽消肿。

11. 缺盆穴

[功效] 止咳定喘。

12. 气户穴

[功效] 宣降肺气。

13. 乳中穴

本穴只作胸腹部腧穴的定位标志。

14. 大巨穴

[功效]理气消胀。

15. 气冲穴

[功效]舒肝益肾。

16. 梁丘穴

[功效]和胃消肿。

17. 上巨虚穴

[功效]理气通腑。

18. 下巨虚穴

[功效]理气通腑。

19. 丰隆穴

[功效]化痰定喘。

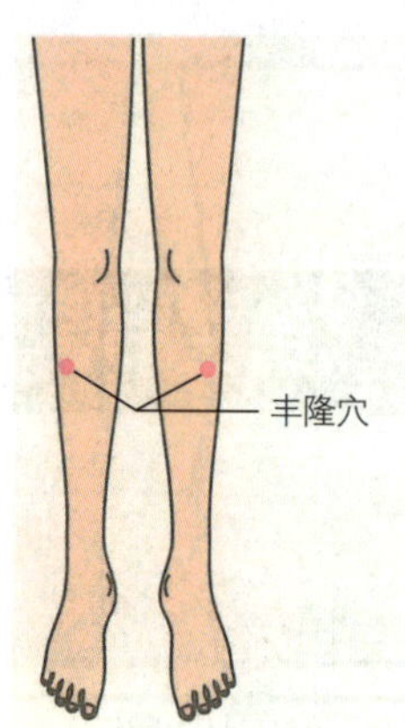

第四节 足太阴脾经所属常用穴位

1. 太白穴

[功效]健脾化湿。

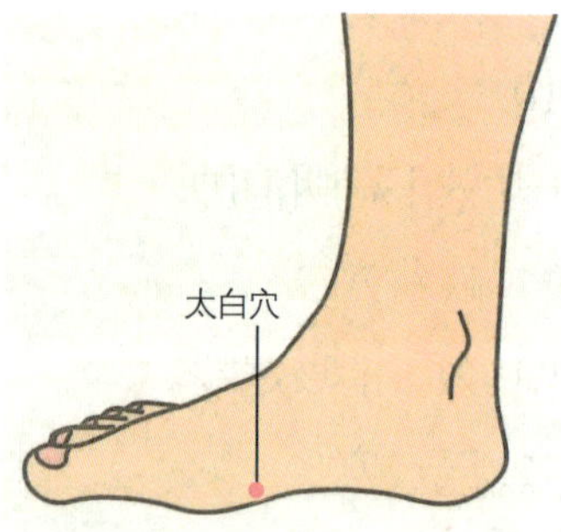

2. 隐白穴

[功效]健脾宁神。

3. 大都穴

[功效]健脾利湿。

4. 公孙穴

[功效]健脾化湿。

5. 商丘穴

[功效]健脾化湿。

6. 三阴交穴

[功效]健脾化湿。

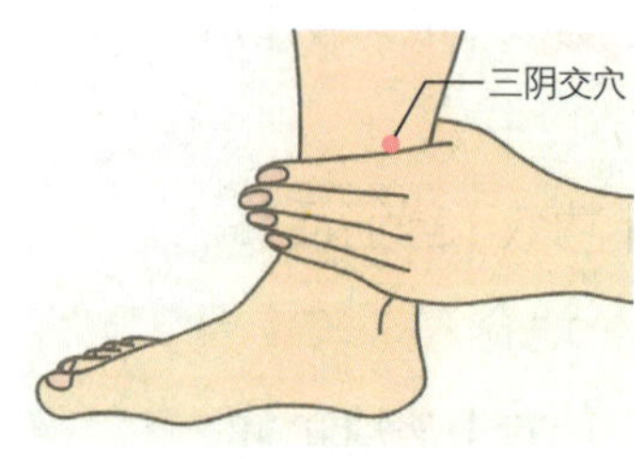

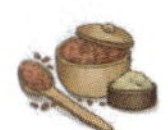

7. 漏谷穴

[功效] 渗湿利尿。

8. 地机穴

[功效] 健脾渗湿。

9. 阴陵泉穴

[功效] 健脾渗湿。

第五节　手少阴心经所属常用穴位

1. 极泉穴

[功效] 舒筋活血。

2. 通里穴

[功效] 宁心安神。

3. 阴郄穴

[功效] 宁心养血。

4. 神门穴

[功效] 宁心安神。

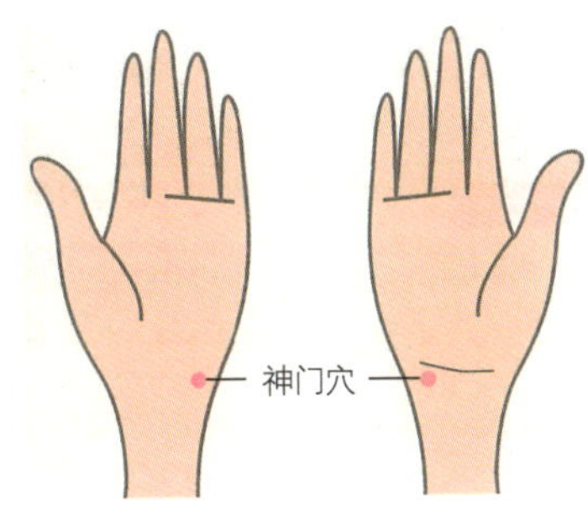

5. 少冲穴

[功效] 开窍醒神。

第六节　手太阳小肠经所属常用穴位

1. 少泽穴

[功效] 清热利窍。

2. 后溪穴

[功效] 散风舒筋。

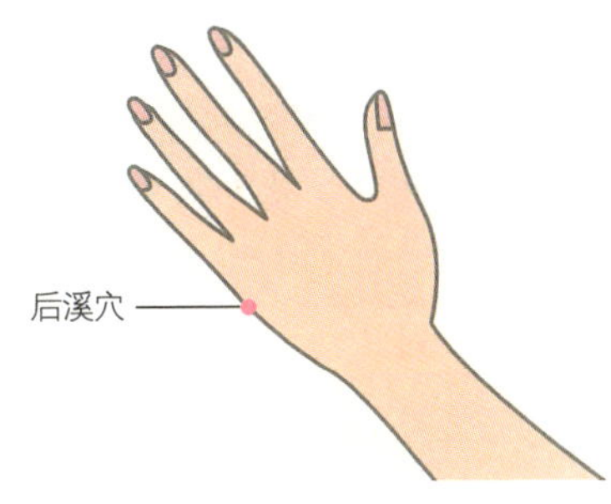

3. 阳谷穴

[功效] 清心宁神。

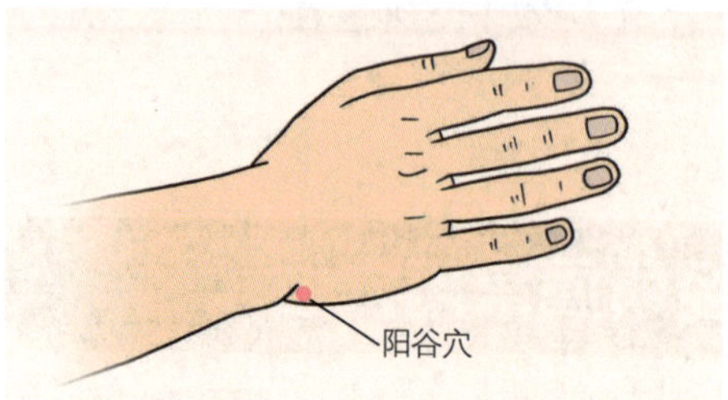

4. 前谷穴

[功效] 疏肝清心。

5. 养老穴

[功效] 散风明目。

6. 支正穴

[功效] 清热解表。

第六章　认识穴位（二）

人体有很多特效穴位，通过穴位按摩可以调节人体的生理状况，从而达到防治疾病的目的。

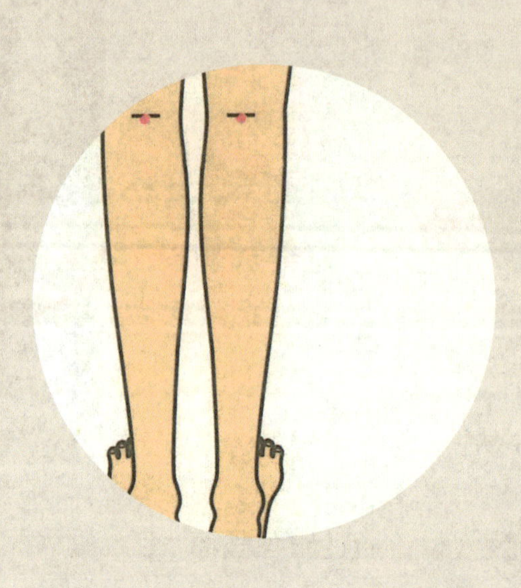

第一节　足太阳膀胱经所属常用穴位

1. 委中穴

[功效] 舒筋活络。

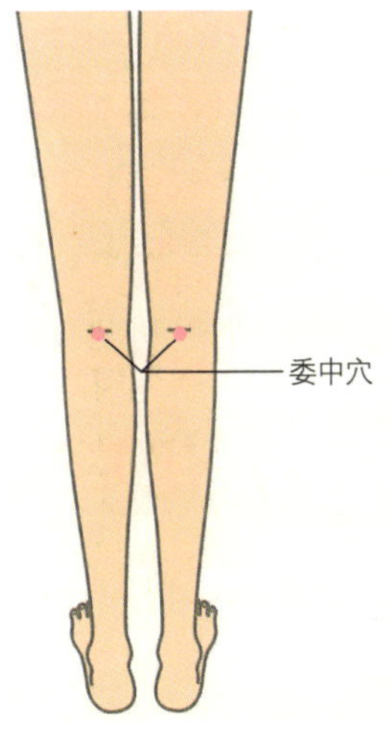

2. 气海俞穴

[功效] 补气益肾。

3. 睛明穴

[功效] 清热明目。

4. 关元俞穴

[功效] 壮腰培元。

5. 攒竹穴

[功效] 清热明目。

6. 次髎穴

[功效] 清利下焦。

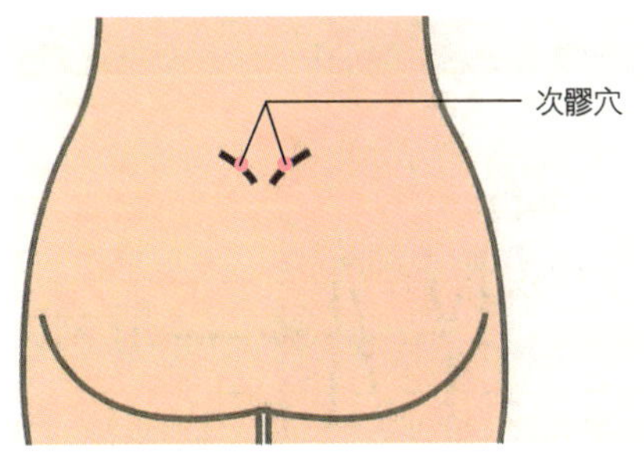

7. 大杼穴

[功效] 宣肺清热。

8. 肺俞穴

[功效] 宣肺理气。

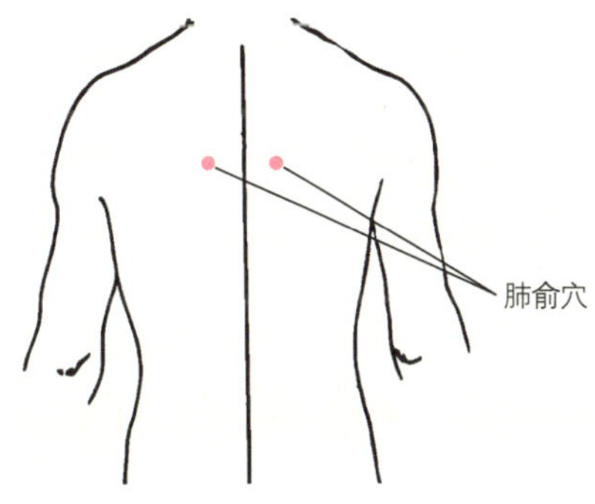

9. 肾俞穴

[功效] 补肾益气。

10. 大肠俞穴

[功效]调理肠胃。

11. 中髎穴

[功效]清利下焦。

12. 下髎穴

[功效]清利下焦。

13. 志室穴

[功效]益肾固精。

第二节　足少阴肾经所属常用穴位

1. 涌泉穴

[功效]滋肾清热。

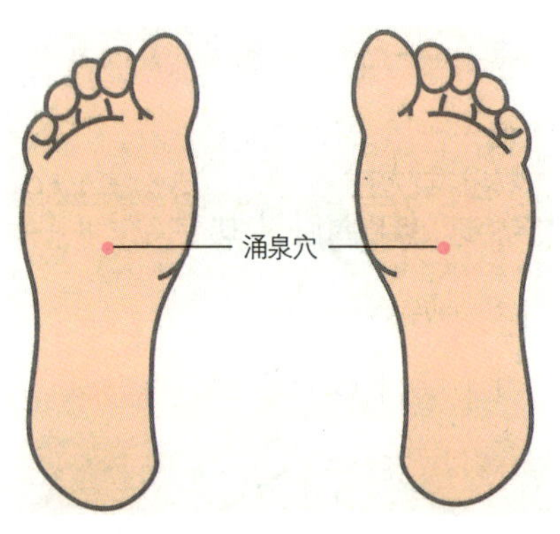

2. 水泉穴

[功效]活血通经。

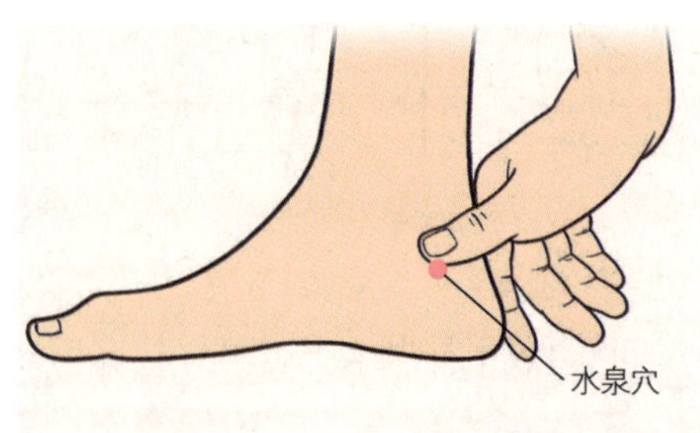

3. 太溪穴

[功效]益肾纳气。

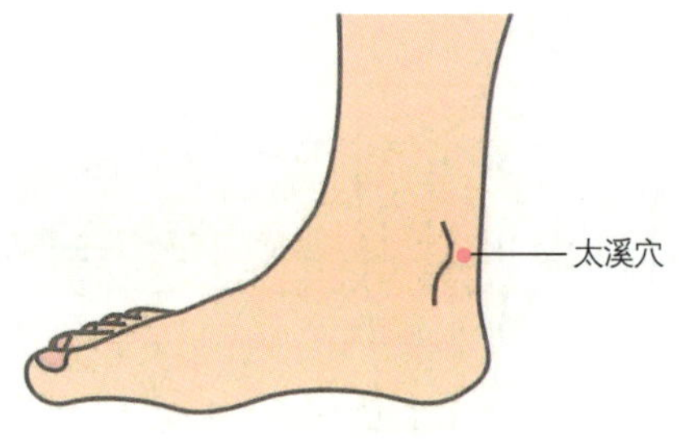

4. 复溜穴

[功效]补肾益阴。

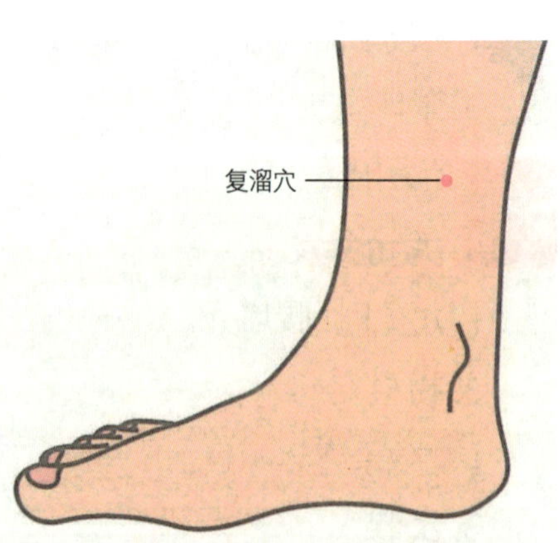

第三节　手厥阴心包经所属常用穴位

1. 天池穴

[功效] 宽胸理气。

2. 天泉穴

[功效] 止咳平喘。

3. 曲泽穴

[功效] 宁心清热。

4. 郄门穴

[功效] 清心理气。

5. 内关穴

[功效] 宁心安神。

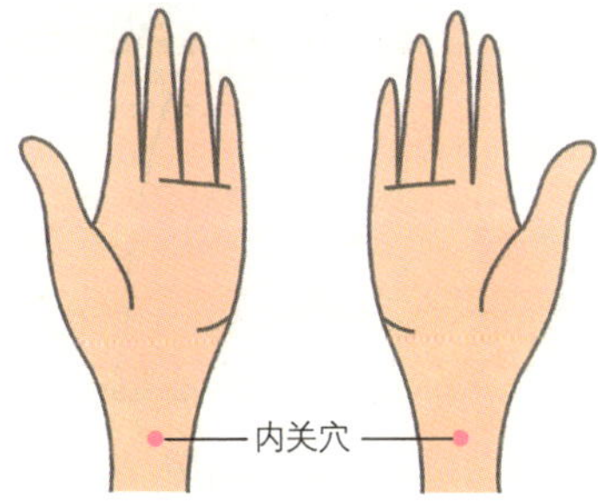

6. 间使穴

[功效] 和胃祛痰。

7. 大陵穴

[功效] 宁心安神。

8. 劳宫穴

[功效] 清心泻热。

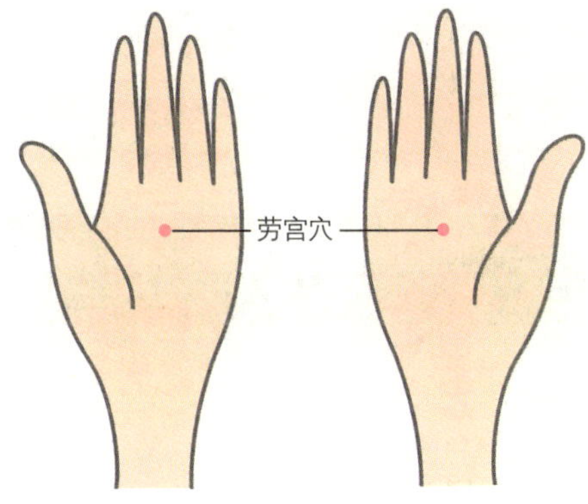

9. 中冲穴

[功效] 清心泻热。

第四节　手少阳三焦经所属常用穴位

1. 关冲穴

[功效] 泻热解表。

2. 液门穴

[功效] 清头聪耳。

3. 中渚穴

[功效]清热利咽。

4. 阳池穴

[功效]舒筋活络。

5. 外关穴

[功效]清热解表。

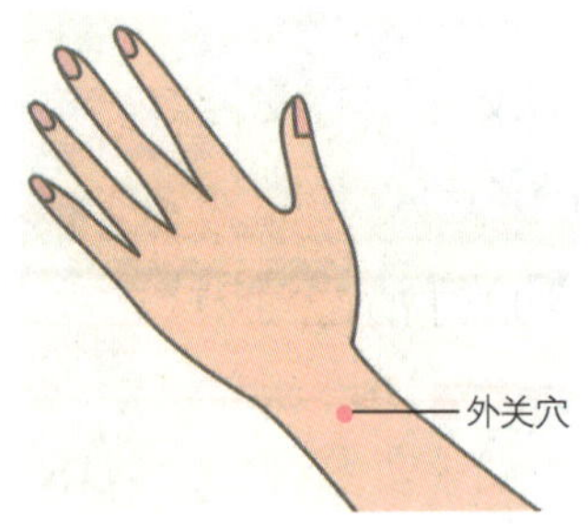

6. 支沟穴

[功效]降逆润肠。

7. 四渎穴

[功效]清利咽喉。

8. 清冷渊穴

[功效]温经散寒。

9. 丝竹空穴

[功效]清头明目。

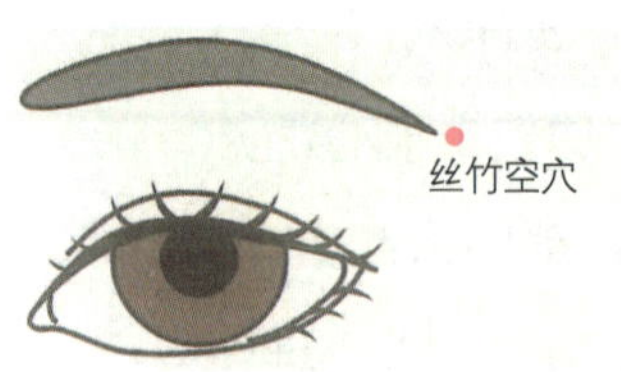

第五节　足少阳胆经所属常用穴位

1. 风池穴

[功效]清热解表。

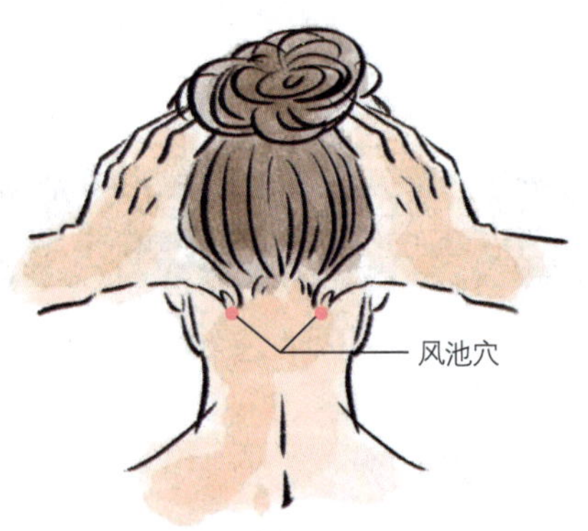

2. 正营穴

[功效]平肝熄风。

3. 承灵穴

[功效]清热散风。

4. 脑空穴

[功效]清热止痛。

5. 肩井穴

[功效]祛风清热。

6. 渊腋穴

[功效]宽胸止痛。

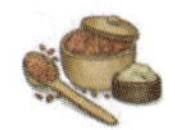

7. 辄筋穴

[功效] 理气止痛。

8. 日月穴

[功效] 疏肝利胆。

9. 京门穴

[功效] 健脾利水。

10. 带脉穴

[功效] 调经固带。

11. 五枢穴

[功效] 调经固带。

12. 维道穴

[功效] 调经固带。

13. 居髎穴

[功效] 行气止痛。

14. 环跳穴

[功效] 祛风通络。

15. 风市穴

[功效] 祛风化湿。

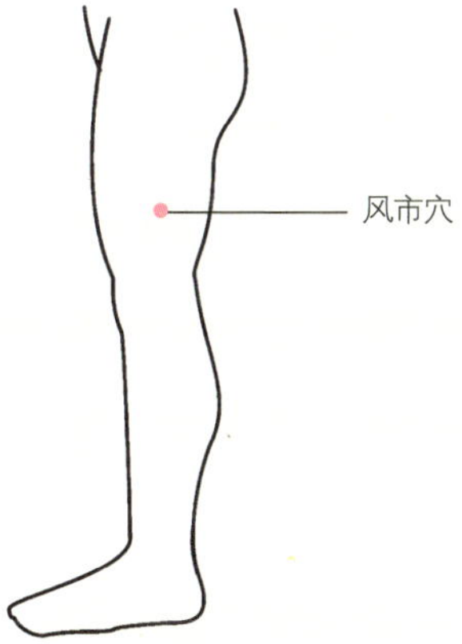

16. 中渎穴

[功效] 祛风化湿。

17. 膝阳关穴

[功效] 化湿散寒。

18. 阳陵泉穴

[功效] 疏肝利胆。

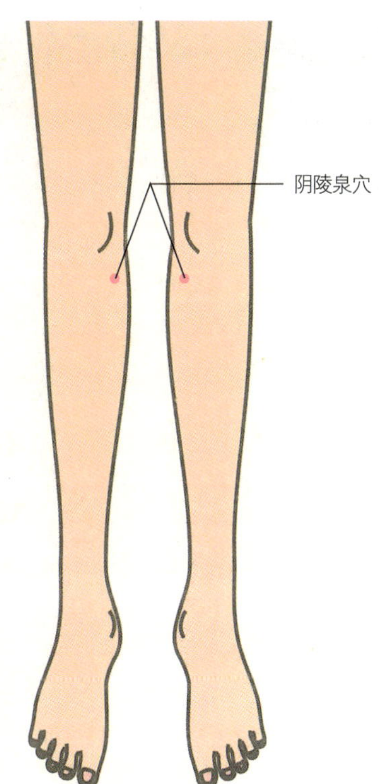

19. 阳交穴

[功效] 疏肝利胆。

20. 外丘穴

[功效] 疏肝宽胸。

21. 光明穴

[功效] 清肝明目。

22. 丘墟穴

[功效] 疏肝健脾。

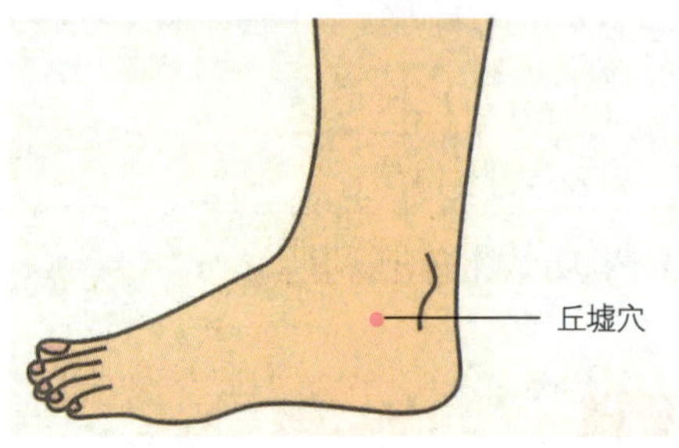

23. 阳辅穴

[功效] 祛风清热。

24. 悬钟穴

[功效] 平肝熄风。

25. 足临泣穴

[功效] 平肝熄风。

26. 地五会穴

[功效] 散风清热。

27. 侠溪穴

[功效] 平肝熄风。

28. 足窍阴穴

[功效] 平肝熄风。

第七章　认识穴位（三）

经络上的穴位是人体自带的“灵丹妙药”，掌握人体常用穴位及其功效，并且经常按摩，有助于激活人体自愈力。

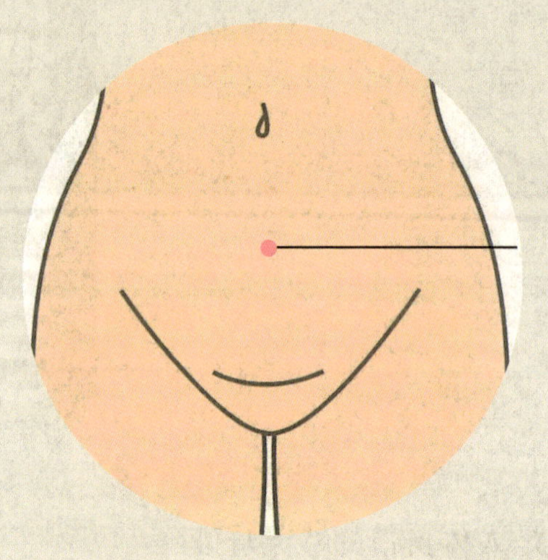

第一节　足厥阴肝经所属常用穴位

1. 大敦穴

[功效] 调理肝气。

2. 行间穴

[功效] 平肝熄风。

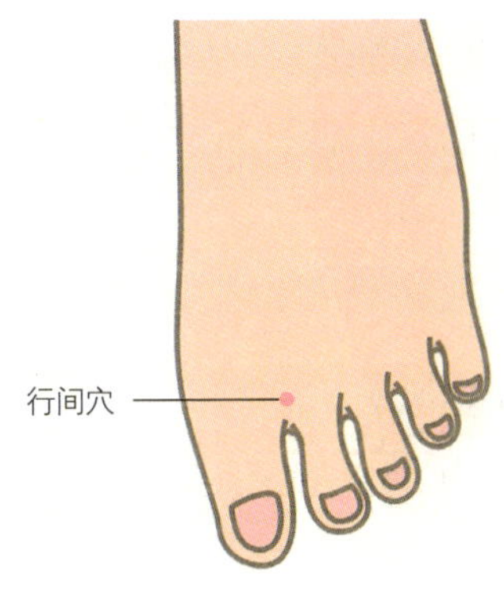

3. 太冲穴

[功效] 平肝熄风。

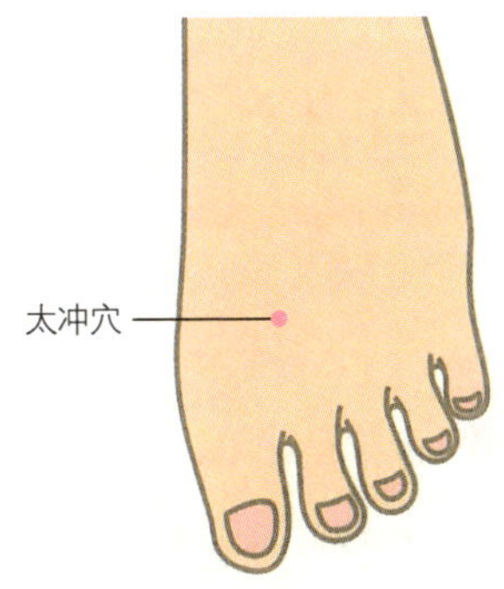

4. 中封穴

[功效] 疏肝健脾。

5. 蠡沟穴

[功效] 益肝调经。

6. 中都穴

[功效] 行气止痛。

7. 膝关穴

[功效] 温经化湿。

8. 曲泉穴

[功效] 疏肝解郁。

9. 阴包穴

[功效] 益肾健腰。

10. 足五里穴

[功效] 清肝健脾。

11. 阴廉穴

[功效] 舒筋活络。

12. 急脉穴

[功效] 调肝止痛。

13. 章门穴

[功效] 和胃利胆。

第二节　督脉所属常用穴位

1. 腰阳关穴

[功效] 舒筋活络。

2. 命门穴

[功效] 温益肾阳。

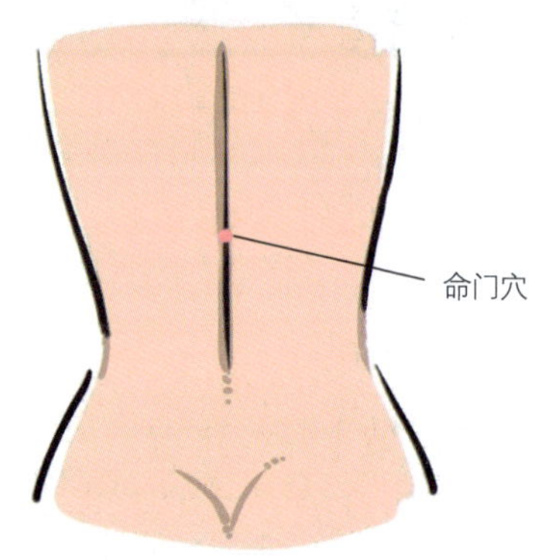

3. 悬枢穴

[功效] 助阳健脾。

4. 脊中穴

[功效] 健脾利湿。

5. 中枢穴

[功效] 健脾利湿。

6. 筋缩穴

[功效] 平肝熄风。

7. 至阳穴

[功效] 利胆退黄。

8. 灵台穴

[功效] 清热化湿。

9. 神道穴

[功效] 宁心安神。

10. 身柱穴

[功效] 宣肺清热。

11. 陶道穴

[功效] 清热解表。

12. 大椎穴

[功效] 清热解表。

13. 哑门穴

[功效] 散风熄风。

14. 风府穴

[功效] 散风熄风。

15. 脑户穴

[功效] 平肝熄风。

16. 强间穴

[功效] 平肝熄风。

17. 后顶穴

[功效] 熄风镇痉。

18. 百会穴

[功效] 熄风醒脑。

19. 前顶穴

[功效] 熄风醒脑。

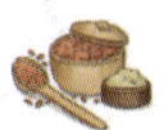

20. 囟会穴

[功效] 安神醒脑。

21. 上星穴

[功效] 熄风清热。

22. 神庭穴

[功效] 宁神醒脑。

23. 素髎穴

[功效] 通利鼻窍。

24. 水沟穴

[功效] 清热熄风。

25. 兑端穴

[功效] 宁神醒脑。

26. 龈交穴

[功效] 宁神镇痉。

第三节　任脉所属常用穴位

1. 会阴穴

[功效] 醒神镇惊。

2. 曲骨穴

[功效] 通利小便。

3. 中极穴

[功效] 益肾兴阳。

4. 关元穴

[功效] 培补元气。

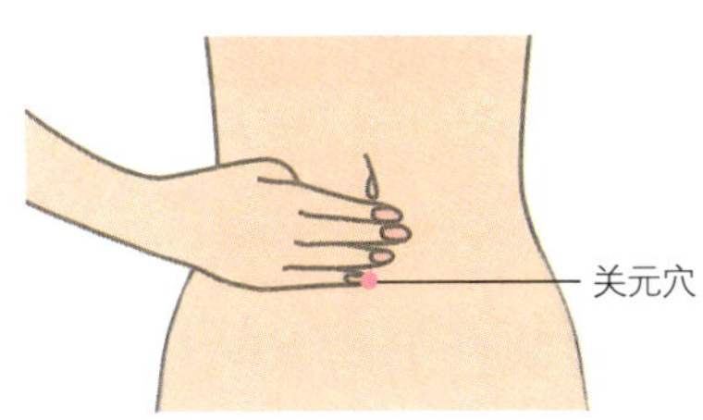

5. 石门穴

[功效] 理气止痛。

6. 气海穴

[功效] 益气助阳。

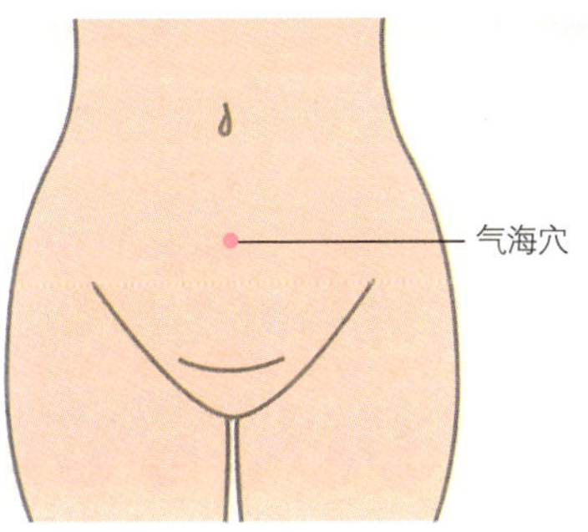

7. 阴交穴

[功效] 利水消肿。

8. 神阙穴

[功效] 温阳救逆。

9. 水分穴

[功效] 通调水道。

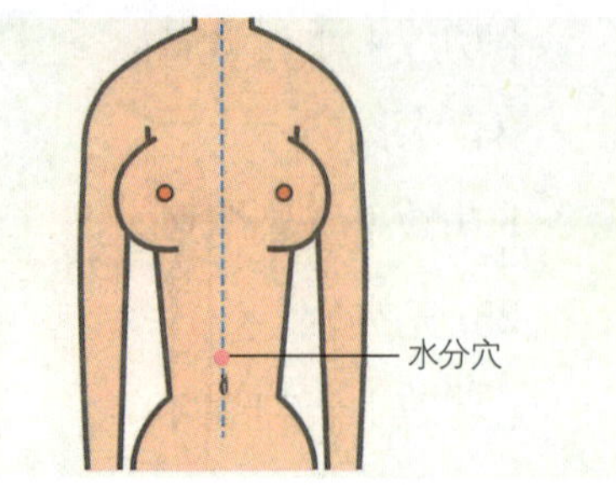

10. 下脘穴

[功效] 健脾和胃。

11. 建里穴

[功效] 和胃健脾。

12. 中脘穴

[功效] 和胃健脾。

13. 上脘穴

[功效] 和胃降逆。

14. 巨阙穴

[功效] 安神宁心。

15. 鸠尾穴

[功效] 安心宁神。

16. 中庭穴

[功效] 降逆止呕。

17. 膻中穴

[功效] 理气止痛。

18. 玉堂穴

[功效] 止咳平喘。

19. 紫宫穴

[功效] 宽胸理气。

20. 华盖穴

[功效] 宽胸利膈。

21. 璇玑穴

[功效] 宽胸利肺。

22. 天突穴

[功效] 消痰止咳。

23. 廉泉穴

[功效] 利喉舒舌。

24. 承浆穴

[功效] 舒筋活络。

第四节　常用经外奇穴

（一）头颈部穴

1. 四神聪穴

[功效] 宁心安神。

2. 太阳穴

[功效] 止痛舒络。

3. 球后穴

[功效] 明目退翳。

4. 上迎香穴

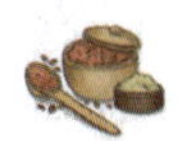

[功效] 清热散风。

5. 鱼腰穴

[功效] 舒筋活络。

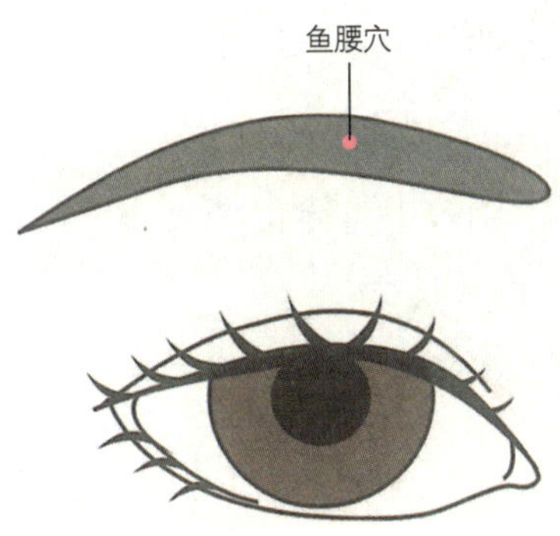

6. 夹承浆穴

[功效] 清热疏风。

7. 金津穴

[功效] 清心降逆。

8. 玉液穴

[功效] 清热消肿。

9. 牵正穴

[功效] 清热消疮。

10. 翳明穴

[功效] 熄风宁神。

11. 安眠穴

[功效] 平肝熄风。

（二）胸腹部穴

1. 子宫穴

[功效] 理气止痛。

2. 三角灸穴

[功效] 理气止痛。

（三）背部穴

1. 定喘穴

[功效] 止咳定喘。

2. 夹脊穴

[功效] 通降腑气。

3. 胃脘下俞穴

[功效] 和胃化痰。

4. 痞根穴

[功效] 导滞化瘀。

5. 腰眼穴

[功效] 益肾除瘀。

6. 十七椎穴

[功效] 益肾利尿。

7. 腰奇穴

[功效] 镇痉止痛。

（四）上肢部穴

1. 肩前穴

[功效] 疏通经络。

2. 肘尖穴

[功效] 清热解毒。

3. 二白穴

[功效] 调和气血。

4. 中泉穴

[功效] 止咳平喘。

5. 中魁穴

[功效] 和胃理气。

6. 腰痛点穴

[功效]舒筋活络。

7. 八邪穴

[功效]祛邪通络。

8. 四缝穴

[功效]健脾消积。

9. 十宣穴

[功效]开窍醒脑。

(五)下肢部穴

1. 百虫窝穴

[功效]清热凉血。

2. 鹤顶穴

[功效]清热化湿。

3. 胆囊穴

[功效]清热利胆。

4. 阑尾穴

[功效]清热止痛。

5. 八风穴

[功效]清热解毒。

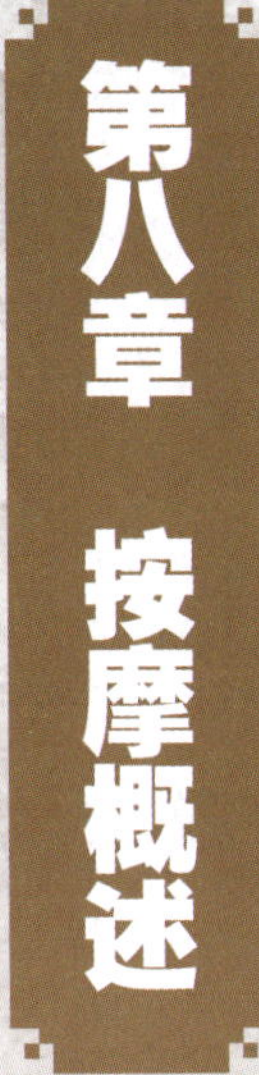

第八章 按摩概述

按摩是中医的瑰宝，也是我国古代医家经过不断探索总结出来的中医成果。

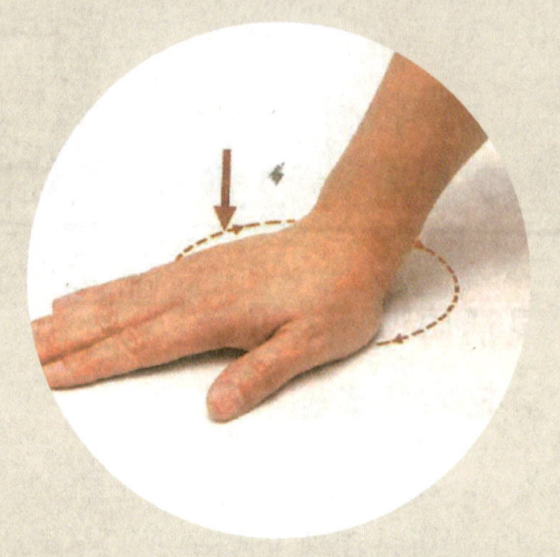

第一节　了解按摩疗法

一、按摩疗法的理论基础

经络学说作为中医的基本理论之一，其地位仅次于脏象学说。需要强调的是，经络学说对生理、病理、诊断和治疗等原理的说明比脏象学说更为具体。另外，经络学说的原理与阴阳、五行、脏象等学说也是一脉相系、相辅相成的。

实际上，经络学说和脏象学说都对按摩疗法具有重要的指导作用。

二、按摩疗法的优势

（一）简单易操作

按摩疗法不需要任何特殊的设备，只要掌握各种常用的按摩手法，就可以随时随地进行操作。

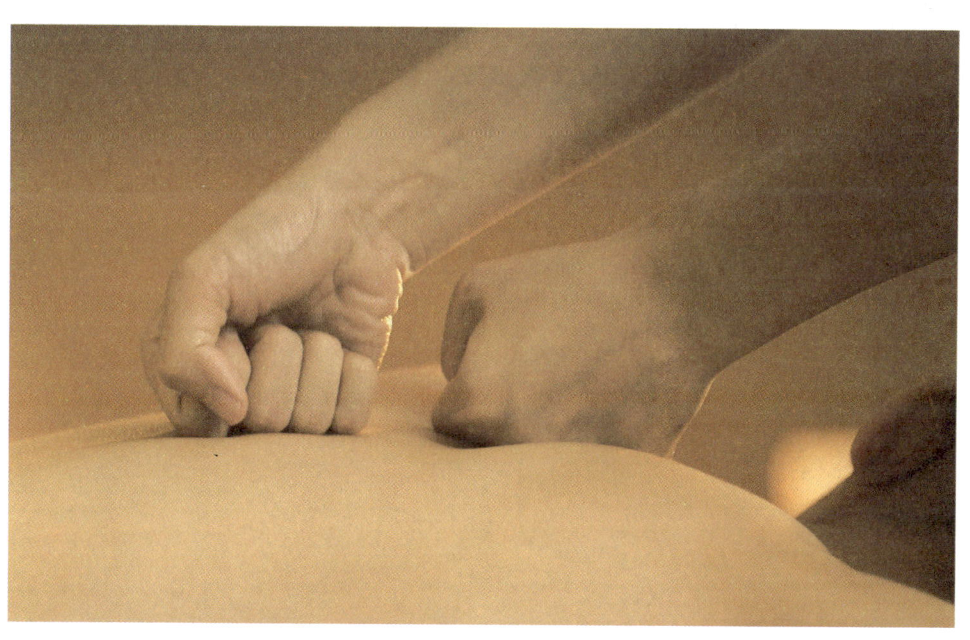

（二）安全有效

一般情况下，按摩疗法不会有药物治疗所产生的各种副作用，在操作时只要掌握手法要领，认真施行，即可起到治病保健的效果，是一种安全可靠的治疗方法。当然，按摩疗法并非适用于各种疾病，也有一定的适应证。需要说明的是，非适应证者绝对禁止使用按摩疗法。

三、按摩疗法的保健作用

（一）调整阴阳

对人体而言，阴阳平衡是健康的保证，而阴阳失衡是产生疾病的根本原因。不论是内伤或外感，其病理变化都是阴阳变化，即阴阳偏盛或偏衰。按摩疗法是根据不同的证候，选取不同的按摩部位和按摩手法，通过经络气血使身体的阴阳重新达到平衡。

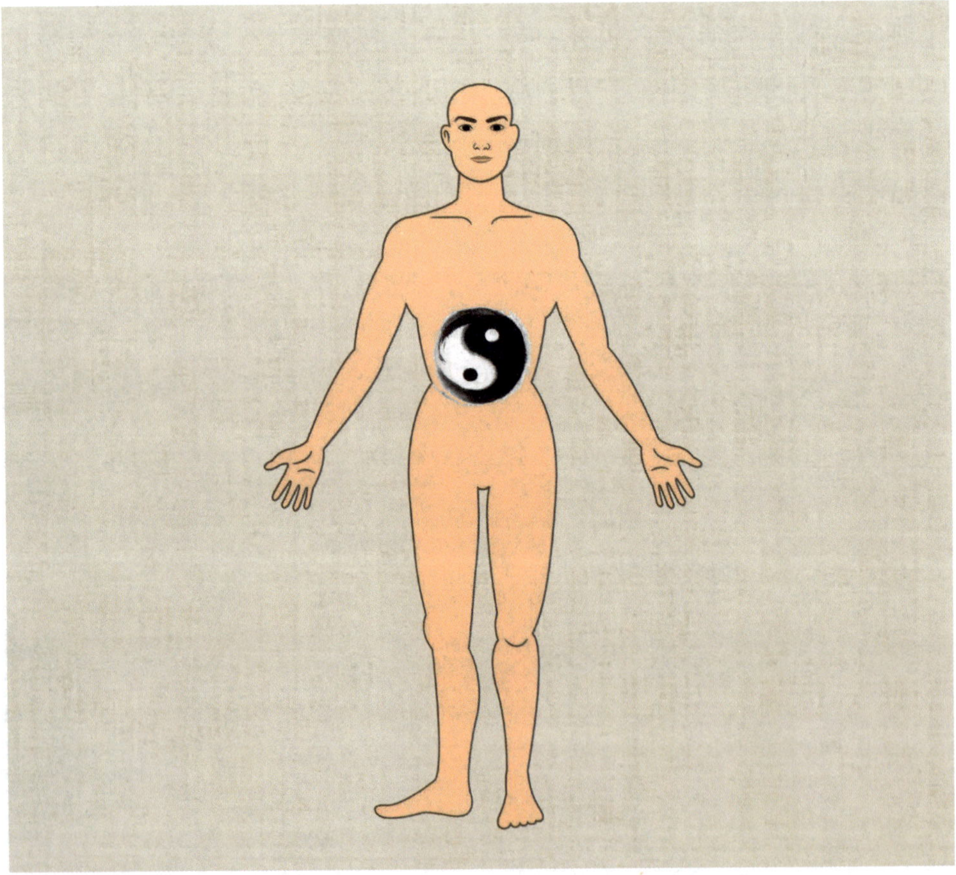

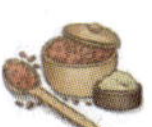

（二）疏通经络

经络是气血运行的主要通道，经络不通会导致身体出现一些症状，如身体不同部位的疼痛感、麻木感。另外，经络不通还可引起肌肉紧张、痉挛。需要注意的是，肌肉长期紧张可引起肌肉实质性改变，如纤维化、瘢痕化。按摩能够疏通经络，调节肌肉神经，消除紧张和痉挛的肌肉组织，从而达到治病的目的。

（三）补虚泻实

按摩是通过一定的手法作用于体表，使人体气血、津液、脏腑得到调整，从而达到补虚泻实的作用。

（四）调和营卫

中医学认为，体表同内脏通过经络相连，脏腑功能失调或者病理变化可以通过经络反映于体表，进而反映相应脏器的病理变化，比如小腿上的胆囊穴压痛，往往反映人体胆囊有炎症或有结石存在，而按压胆囊穴就能起到辅助治疗胆囊疾病的作用。因此，按摩体表的经络和穴位可以调整内脏的功能。

（五）理筋整复

按摩对于筋肉劳损的整复有直接疗效，局部软组织、韧带、肌肉、肌腱拉伤均可用一定的手法进行整复。

（六）活血化瘀

按摩能够促进局部血液循环，改善血液流速，降低血液流动阻力，促进微循环建立，从而起到活血化瘀的作用。

第二节　认识自我按摩

一、概述

自我按摩在医学上又被叫作自我健康保健疗法，是指应用各种推拿手法在自己身体的一定部位上进行按摩，以放松肌肉或防治疾病。

自我按摩不需要他人的帮助，操作简单，方便实用。它既不需要复杂的医疗器械，又不需要高深的专业技术，因此受到广大患者的喜爱。随着人们物质生活水平的提高和自我防病治病意识的增强，自我按摩已成为广大群众保健强身的首选和需要。

从疗效上讲，只要根据自己的病情和体质，选对自我按摩的穴位和手法，再配合使用一些补泻手法，就能够获得较好的效果。

同其他所有医疗方法一样，自我按摩也是有时间要求的。一般情况下，每天早、晚按摩1～2次，每次10～15分钟即可。需要强调的是，对于不同的疾病，疗程长短不完全一样。

二、注意事项

自我按摩和其他治疗方式一样，也有一些注意事项。

1. 按摩时要集中注意力。

2. 按摩前应取下戒指、手表及其他装饰品。

3. 按摩前需要清洁按摩部位。

4. 按摩前应排空大小便。

5. 按摩前应洗手，保持双手

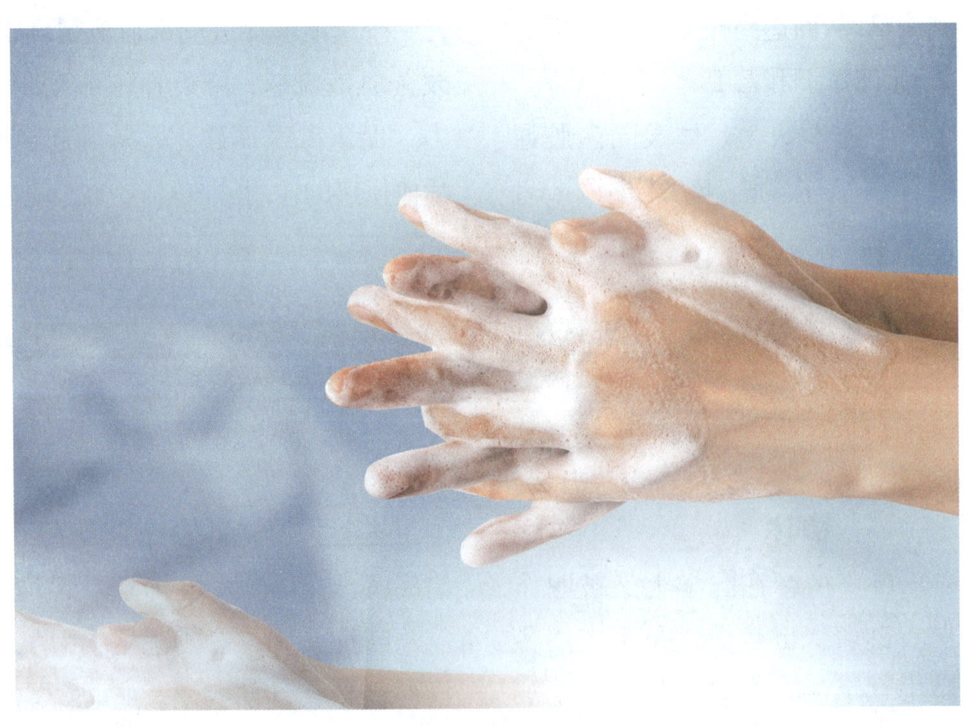

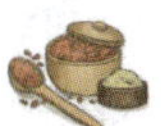

清洁。

6. 按摩时间以早晨起床后或晚上睡觉前为佳。

7. 适当使用按摩工具，以提高疗效。

8. 按摩贵在长期坚持。

第三节　人体穴位和反射区与按摩的关系

穴位是人体脏腑经络之气输注于体表的部位，也是邪气所藏之处。当脏腑有病或者邪气侵犯人体后引起脏腑经络气血功能失调时，相应的穴位就会发生病理反应，因此在防治疾病时，穴位是针灸治疗疾病的刺激点与反应点。

通过穴位按摩治疗疾病的关键是接受适当的刺激以通利经脉，调理气血，使阴阳归于平衡、脏腑趋于调和，从而达到祛除病邪的目的。

穴位按摩可以放松肌肉、解除疲劳、调节人体机能，使人恢复健康，还可以预防疾病。那么，我们在居家生活中如何正确地给自己做穴位按摩呢?

穴位按摩的关键在于抓准穴位。穴位很小，位置不固定，用手指按压时，会有疼痛和特殊的感觉。如果刺激在正确的部位，身体状况就会改善。一般情况下，刺激穴位的次数与时间不尽相同，但按压时持续用力时间以3～5秒为好。同一穴位按压3～5秒、放松3～5秒，循环进行5～10次即可。需要注意的是，按压次数太多或者时间太长，经络会受到压迫，反而不利于穴位畅通。

当然，按摩的时间和次数并不是固定的，我们也可以根据自己的身体状况来减少或者增加时间和次数。

我们在讲穴位按摩的同时，不能不提反射区按摩。

人体的反射区主要分布在手部、脚部和耳朵部位。在这三个反射区相对应的位置上，有关五脏六腑方面的病变都会有所反映。哪个脏器发生病变，刺激它在反射区上的区域时就会有疼痛感。一般来说，疼痛得越厉害，病情就越严重，这种现象叫作压痛反应。另外，有些病变的反射区除了有疼痛现象之外，还会出现沙粒感、索条状物、块状物等。总之，无论哪个脏器发生病变，对其反射区进行相应的按摩，就能调节脏腑的生理功能，从而达到治疗的效果。

第九章　按摩的常用工具

按摩时，为了减少对皮肤的摩擦损害，或者为了借助某些药物的辅助作用，可在按摩部位涂一些介质，如医用滑石粉、红花油等。

另外，我们在按摩穴位时，可以用核桃、木梳等物品作为简易的按摩工具，以提高按摩效果。

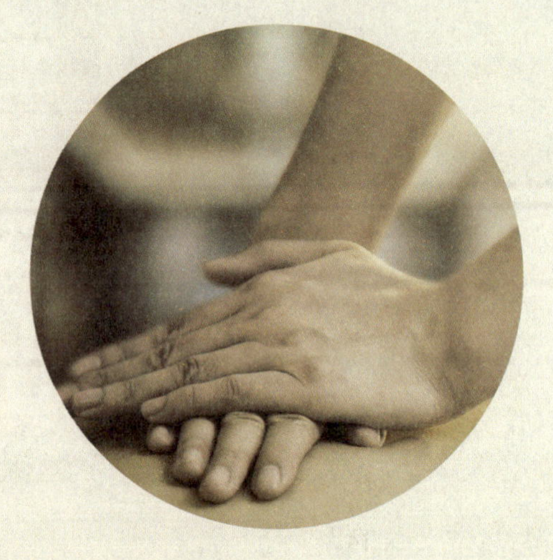

第一节　自我按摩的常用介质

一、常用介质的种类及作用

（一）医用滑石粉

医用滑石粉是临床上最常用的一种介质，有润滑皮肤的作用。

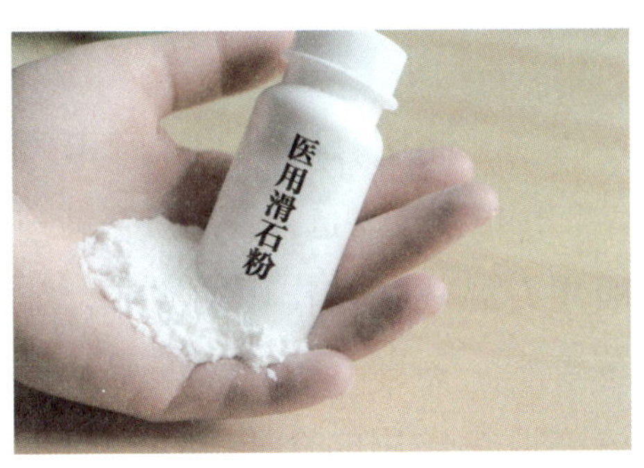

（一）红花油

红花油由水杨酸甲酯、红花、薄荷脑配制而成，有消肿止痛的作用,常用于急性或慢性软组织损伤。

（三）冬青膏

冬青膏由水杨酸甲酯、薄荷脑、凡士林和少许麝香配制而成，具有温经散寒和润滑的作用。

（四）葱姜汁

葱姜汁由葱白和生姜捣碎取汁制成，可将葱白和生姜切片，浸泡于75%乙醇中使用，有温热散寒的作用。

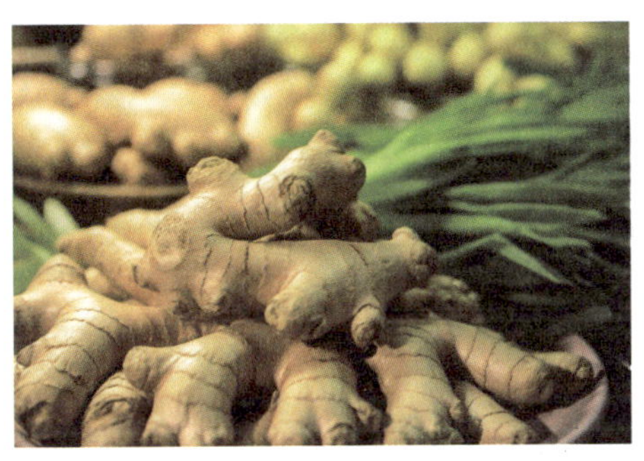

（五）爽身粉

质量较好的爽身粉可代替医用滑石粉使用，有润滑皮肤的作用。

（六）薄荷水

取5%的薄荷脑5克，浸入100毫升75%乙醇配制而成，具有温经散寒、清凉解表的作用。

（七）白酒

白酒有活血祛风、散寒除湿、通经活络的作用，适用于成人按摩。

（八）麻油

运用擦法时涂抹少许麻油，可加强手法渗透的效果，能提高疗效，常用于刮痧疗法中。

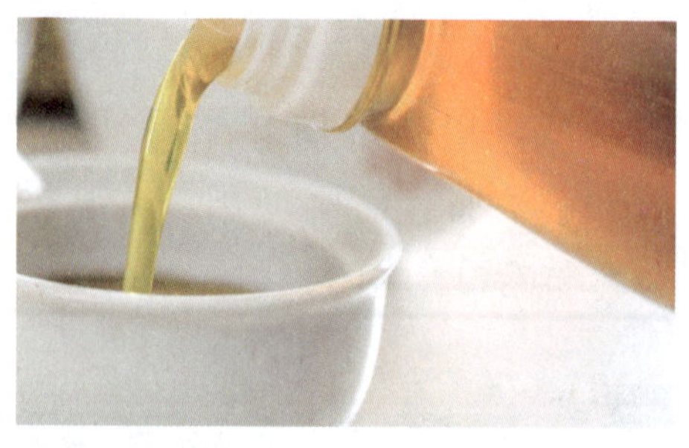

（九）木香水

木香水有行气、活血、止痛的作用。

（十）传导油

传导油由玉树油、甘油、松节油、乙醇、蒸馏水等配制而成，有消肿止痛、祛风散寒的作用。

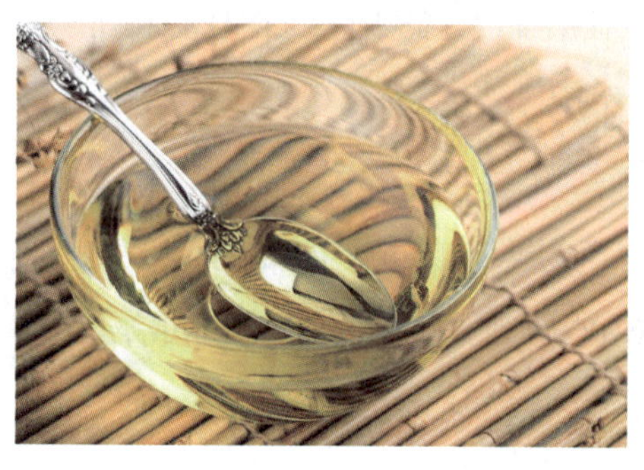

（十一）蛋清

蛋清有清凉去热、祛积消食的作用，适用于小儿外感发热、消化不良等症。

（十二）凉开水

凉开水有清凉肌肤和退热的作用，一般用于外感热证。

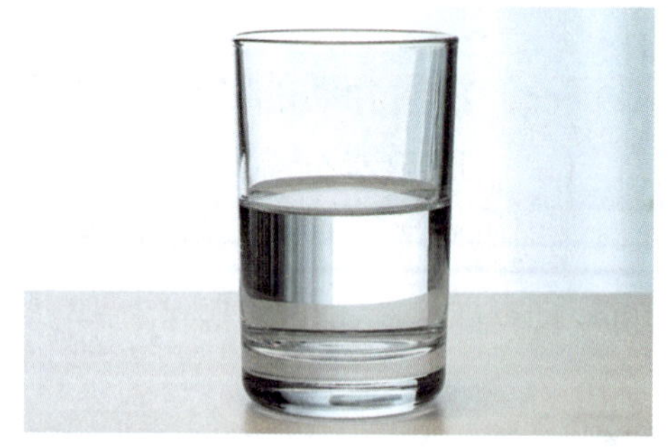

二、使用介质时的注意事项

1. 根据证型选择介质。寒证一般用有温热散寒作用的介质，如葱姜水、冬青膏等；热证用具有清凉退热作用的介质，如凉开水等；虚证用具有滋补作用的介质，如药酒等；实证用具有清泻作用的介质，如蛋清、红花油、传导油等。其他证型可用一些中性介质，如医用滑石粉、爽身粉等，取其润滑皮肤的作用。

2. 根据病情选择介质。软组织损伤选用活血化瘀、消肿止痛、透热性强的介质，如红花油、传导油、冬青膏等；小儿肌性斜颈

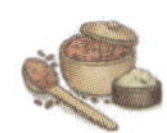

选用润滑性能较强的介质，如医用滑石粉、爽身粉等；小儿发热选用清热性能较强的介质，如凉开水等。

3. 根据年龄选择介质。老年人常用的介质有红花油、冬青膏、白酒、麻油、传导油等，儿童常用的介质有医用滑石粉、爽身粉、凉开水、薄荷水、葱姜汁、蛋清等。

第二节　家用简易按摩工具

一、核桃

核桃是手掌、脚底的良好“按摩器”，闲暇的时候，可以手握 1 个或 2 个核桃按摩手掌，也可以坐在凳子上，光脚踩 4～5 个核桃按摩脚底。

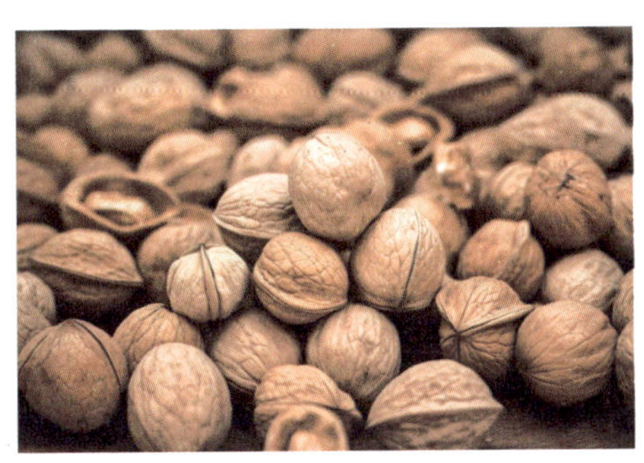

二、米粒

人体许多器官在耳朵上都有反应点，我们称之为耳穴。米粒可用于耳朵按摩，通过刺激相应的穴位就可以治疗相应的疾病。按摩时，先用米粒按压耳朵上的穴位 2～3 分钟，再用胶布贴敷固定，次日重复按摩后取下即可。

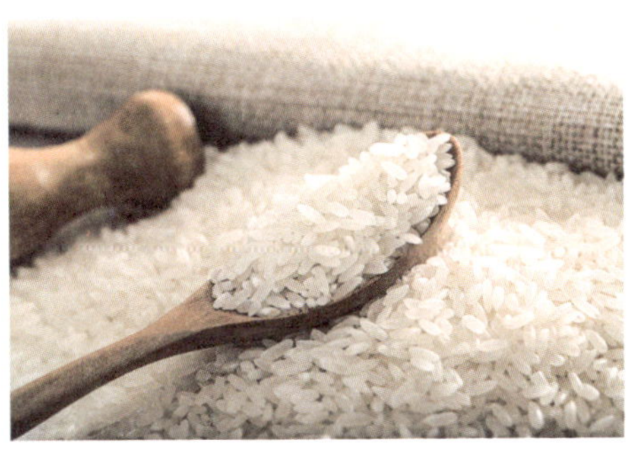

三、木梳

头是手三阳经和足三阳经会聚的部位，有“诸阳之会”的美称。如有头痛、偏头痛、三叉神经痛或神经衰弱，可用木梳背由前额经头顶至后颈、自中间向两边轻轻叩击头皮3～5分钟，继而用梳齿以适当的力度、同样的顺序反复梳头，每次5～10分钟，对以上诸症有缓解作用。

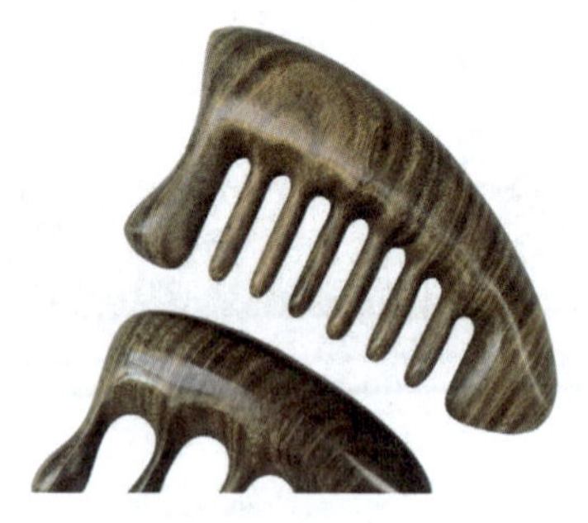

四、擀面杖

擀面杖可用于酸痛点的按摩。按摩时，手持擀面杖的一端，用另一端对身体不适部位进行点、按、压，然后对局部肌肉轻轻叩击即可。

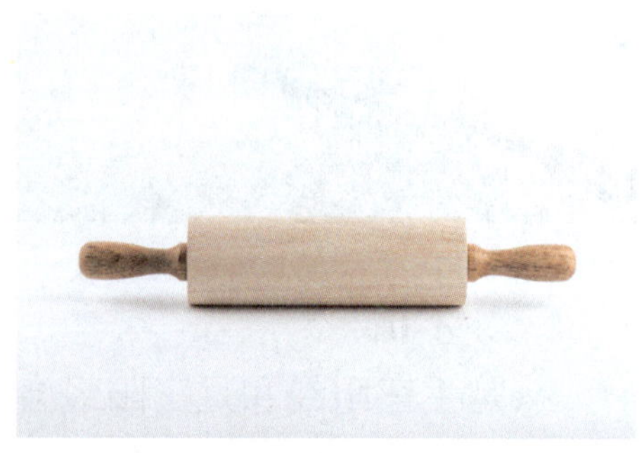

五、圆珠笔

中医学认为，按摩足三里穴有调节机体免疫力、增强抗病能力、扶正祛邪的作用。每天用圆珠笔的钝头按压足三里穴2～3分钟，能够起到强身健体的作用。

六、牙签

可以用单个牙签或者将牙签绑成一束进行穴位按摩。

七、冰袋

因扭伤或擦伤而导致患处发热，适合使用冰袋对患处进行贴敷。

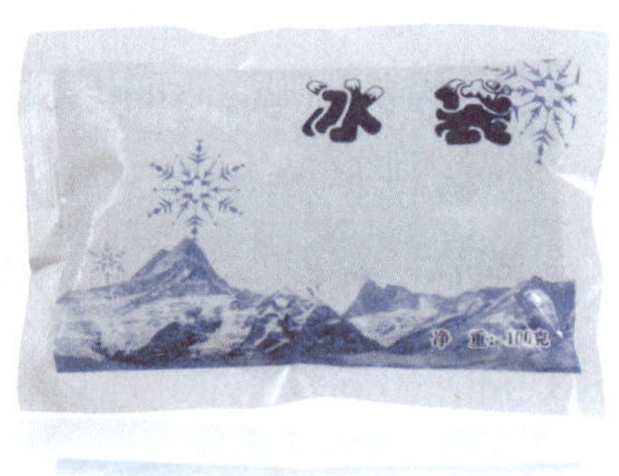

八、夹子、软毛刷

使用夹子将疼痛的部位夹住，可达到同捏法一样的治疗效果；用软毛刷沿着经络的循行线路进行梳理或刷擦，可以取得同摩法或者擦法相同的效果。不过在使用夹子或软毛刷进行按摩的时候，一定要注意把握力度的大小，不要划伤皮肤。

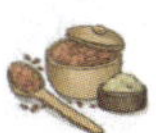

第三节　增强刺激的按摩工具和按摩手脚部的辅助工具

一、增强刺激的按摩工具

在使用按摩工具进行按摩的时候，除了一些常用的工具之外，有时候还需要采用一些特殊的工具，能够增强刺激，令按摩事半功倍。

（一）颈部按摩器

先将颈部按摩器的球状部位抵住疼痛处，再用双手握住颈部按摩器的两头进行按摩。

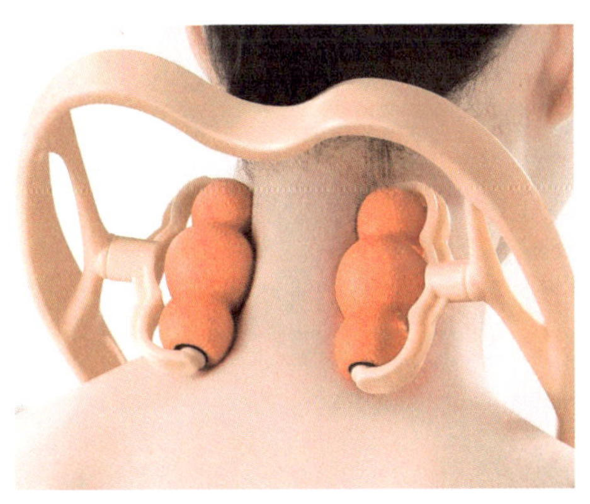

（二）腰部按摩器

先将腰部按摩器的凸起端抵住疼痛部位，再用双手握住腰部按摩器的两边进行按摩。

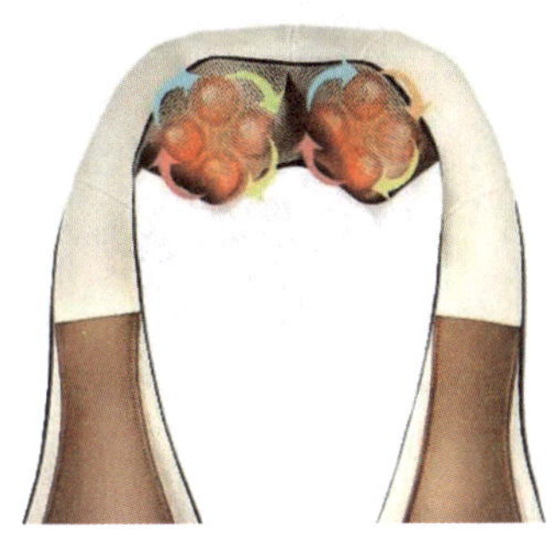

（三）按摩滚轮

可以通过按摩滚轮进行揉法、击打法。

（四）击打棒

用击打棒对身体进行击打，可以消除肌肉的酸痛感和疲劳感。由于击打棒比较温和，因此不必担心使用击打棒会对身体造成伤害。

二、手部按摩的辅助工具

（一）按摩指环

先戴上按摩指环，再来回滚动按压手指穴位。

（二）网球

用手掌夹住网球，来回在掌

心做运动，可以达到刺激穴位的目的。

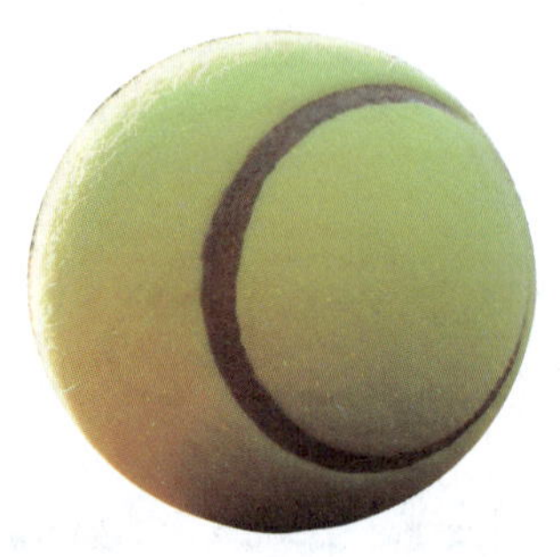

三、脚部按摩的辅助工具

（一）夹趾器

可以用脚趾夹住按摩器进行穴位按摩。

（二）脚底按摩器

可以使用脚底按摩器对脚底的穴位进行按摩。

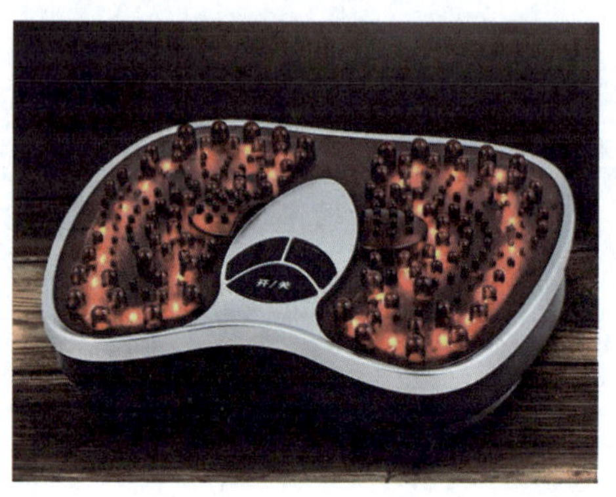

（三）按摩踏板

可以使用按摩踏板刺激脚底的穴位。

第十章　按摩手法

按摩手法的种类很多，如按法、摩法、推法、拿法、捏法、掐法、揉法、拍法等。在实际应用中常常把两种或多种手法结合起来形成各种复合手法，如按法常与揉法等结合，组成“按揉法”等复合手法。

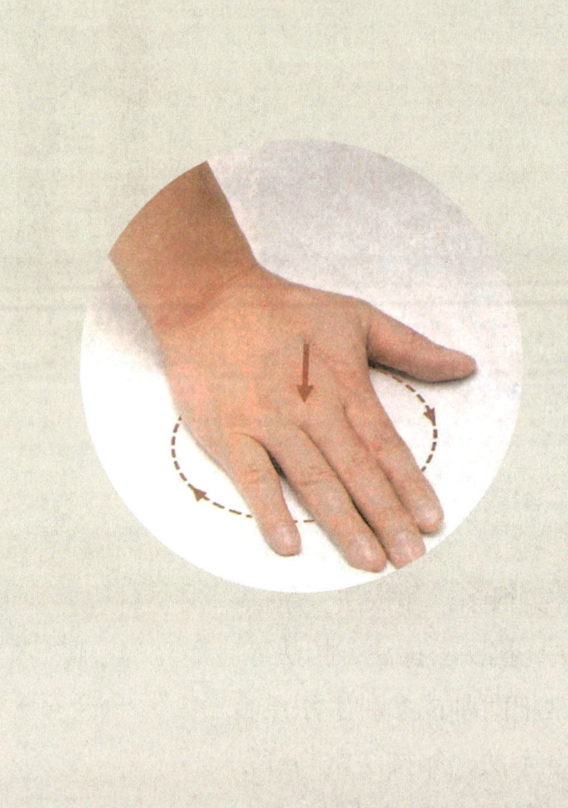

第一节　按法和摩法

一、按法

（一）操作

1. 指按法。以拇指端或螺纹面着力，其余四指张开，置于相应位置以支撑助力，拇指垂直向下按压，或双手拇指重叠按压。

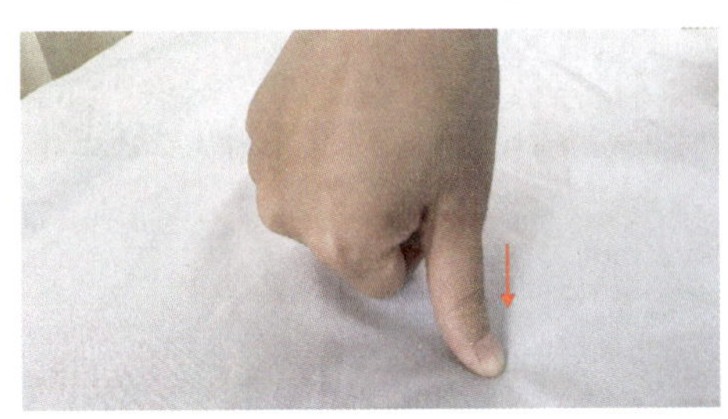

2. 掌按法。以单手或双手掌面置于治疗部位，以肩关节为支点，将身体上半部的重量通过上臂、前臂传至手掌部，垂直向下按压。

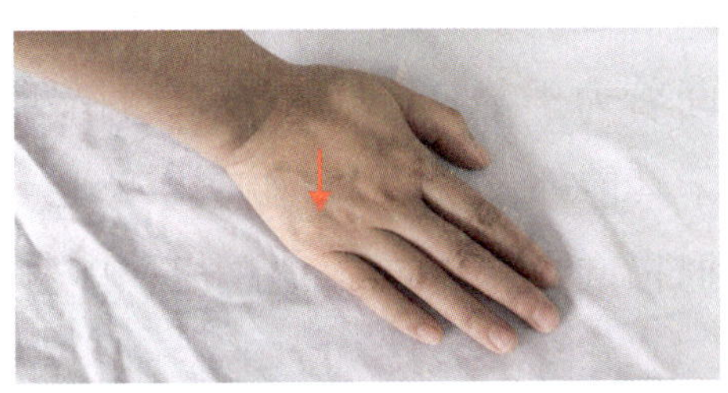

（二）注意事项

1. 不论指按法，还是掌按法，用力原则都是由轻而重，再由重而轻，手法操作忌突发突止，暴起暴落。

2. 指按法接触面积较小，刺激较强，常在按后施以揉法，有“按一揉三”之说，即重按一下，轻揉三下，形成有规律的按后即揉的连续操作手法。

3. 掌按法应以肩关节为支点。

4. 作用于背部时，不可在吸气过程中按压，以免造成损伤，同时应让患者俯卧于平坦、柔软的床上，患者的胸前不要有硬物（如扣子等），以免受伤。

二、摩法

（一）操作

1. 指摩法。食指、中指、无名指与小指并拢，指掌自然伸直，腕关节略屈，以四指面覆盖治疗部位，做环形而有节律的抚摩。

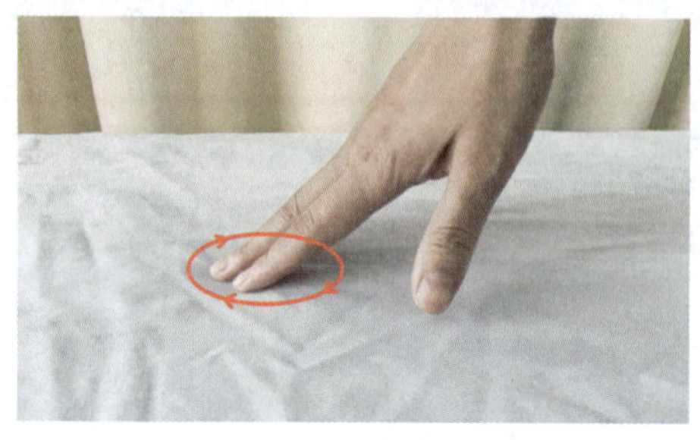

2. 掌摩法。手掌自然伸直，腕关节略背伸，将手掌平置于治疗部位上，使手掌随腕关节连同前臂做环旋摩动。

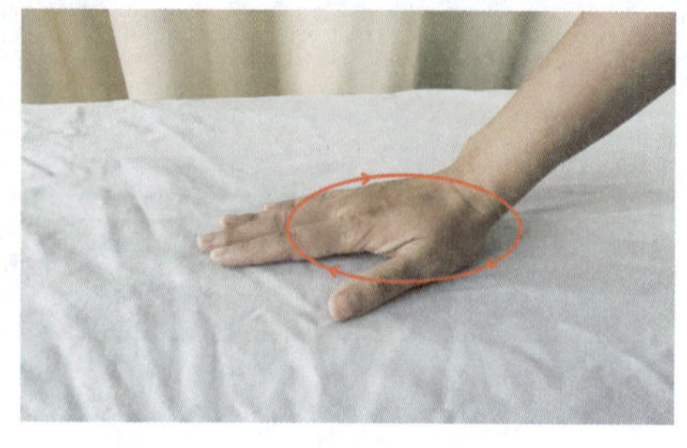

（二）注意事项

1. 指摩法作用于眼周时常用一些按摩乳、磨砂膏，以保护皮肤。

2. 指摩法宜稍轻快，掌摩法宜稍重缓。

第二节　推法和拿法

一、推法

（一）操作

1. 指推法。指推法包括拇指端推法、拇指平推法和三指推法。

（1）拇指端推法。以拇指端着力于治疗部位，其余四指置于对侧或相应的位置以固定，腕关节略屈。拇指做短距离、单方向直线推动。

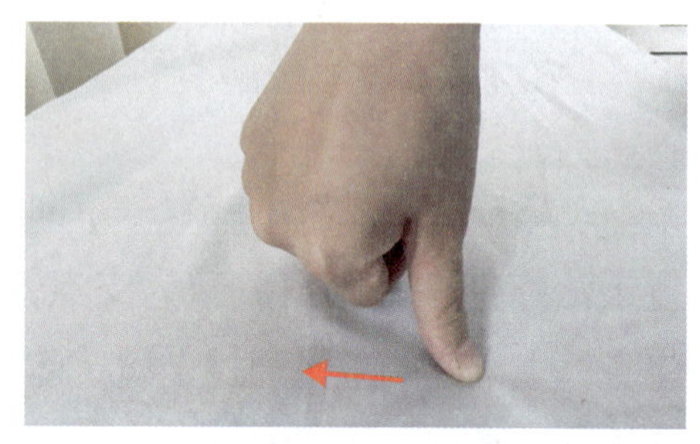

（2）拇指平推法。以拇指螺纹面着力于治疗部位，其余四指置于其前外方以助力，腕关节略屈。拇指向食指方向做短距离、单方

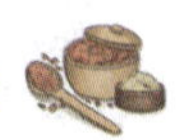

向直线推动。

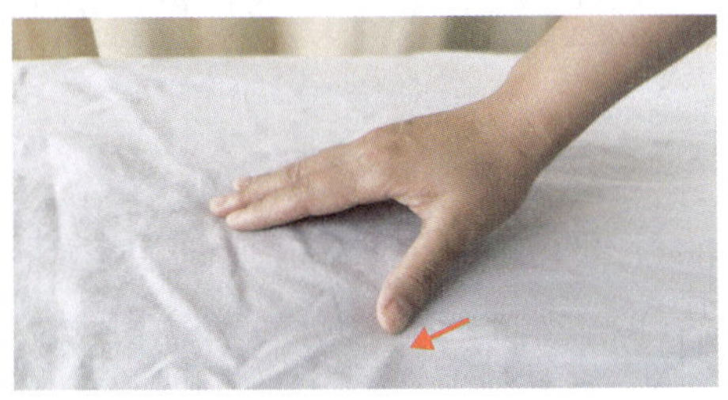

（3）三指推法。食指、中指、无名指自然并拢，以指端着力于治疗部位，腕关节略屈。前臂施力，通过腕关节及掌部使食指、中指及无名指三指做单方向直线推动。

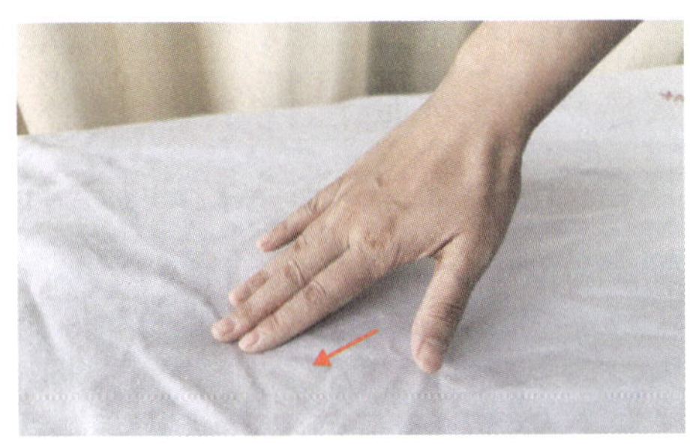

2. 掌推法。以掌着力于治疗部位，腕关节略背伸，使掌部做单方向直线推动。

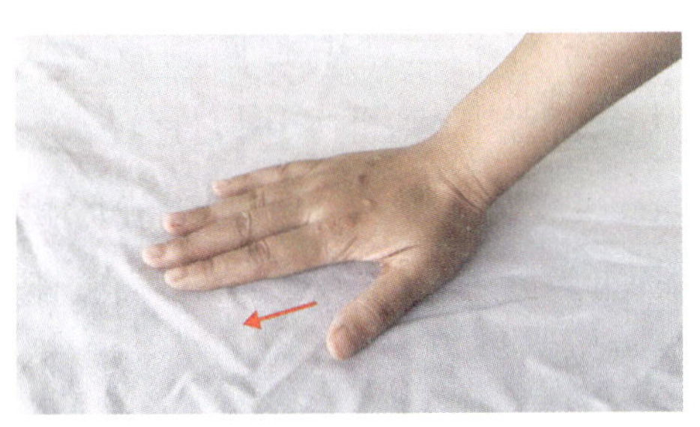

（二）注意事项

1. 在做推法时压力应适中，方向要正确。

2. 为防止推破皮肤，可使用冬青膏等润滑剂。

3. 拇指端推法与拇指平推法推动的距离宜短，其他推法推动的距离宜长。

二、拿法

（一）操作

以拇指指腹与其余四指指腹对合呈钳状，施以夹力，逐渐将捏住的肌肤收紧、提起、放松，有节律地捏拿治疗部位。以拇指和食指、中指对合用力为三指拿法，拇指和其余四指对合用力为五指拿法。

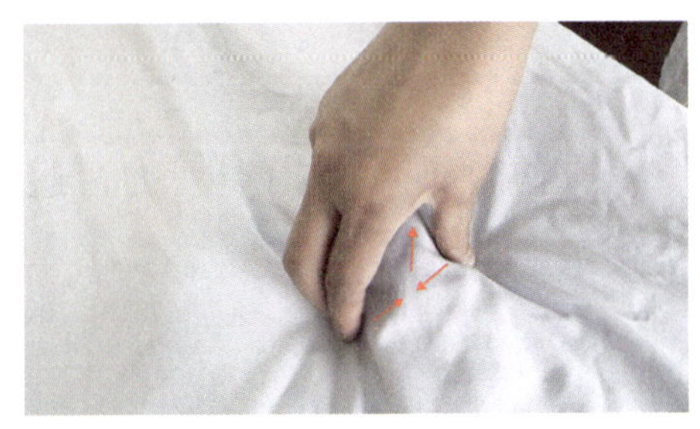

（二）注意事项

操作时应注意以指面着力，忌用指端着力，否则易造成掐或抠的感觉，从而影响放松效果。

第三节　捏法和点法

一、捏法

（一）操作

用拇指、食指、中指指面，或拇指与其余四指指面夹住治疗部位，相对用力挤压，随即放松，如此有节律地不断挤压、放松，并循序地移动。

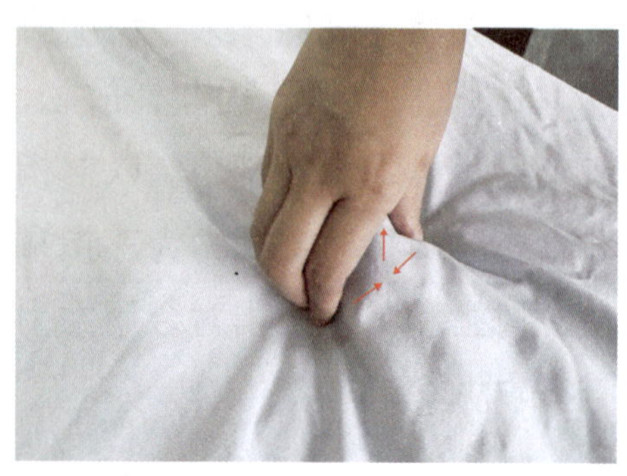

（二）注意事项

操作时不可用指端着力，避免使患者产生被抠的感觉。

二、点法

（一）操作

1. 拇指端点法。以拇指端着力于治疗部位，进行持续点按。

2. 屈拇指点法。拇指屈曲，以拇指指间关节桡侧或背侧着力于治疗部位，拇指端可抵住食指中节桡侧缘以助力，进行持续点按。

3. 屈食指点法。食指屈曲，其他手指相握，以食指近侧指间关节凸起部位着力于治疗部位，进行持续点按。

4. 肘点法。屈肘，以肘部着力于治疗部位，进行持续点按。

5. 点穴棒点法。以点穴棒着力于治疗部位，进行持续点按。点穴棒材料有木质、牛角、金属等，其着力端比较圆钝，点按时没有刺痛感。

（二）注意事项

1. 施力时不可突施暴力，应逐渐用力点按。

2. 要注意保护自己的手指，也应注意保护患者的皮肤。

3. 对儿童、年老体弱者、久病虚衰者用点法时，用力宜轻。

4. 使用点法后宜用揉法放松局部，以避免点法所施部位软组织损伤。

第四节 揉法和拍法

一、揉法

（一）操作

1. 指揉法。用手指着力于治疗部位，做轻柔和缓的环旋活动。

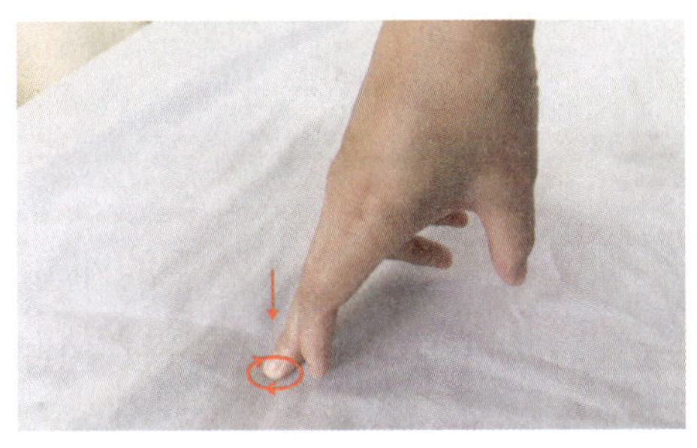

2. 掌揉法。用手掌着力于治疗部位，做轻柔和缓的环旋活动。

3. 掌根揉法。用掌根着力于治疗部位，做轻柔和缓的环旋活动。

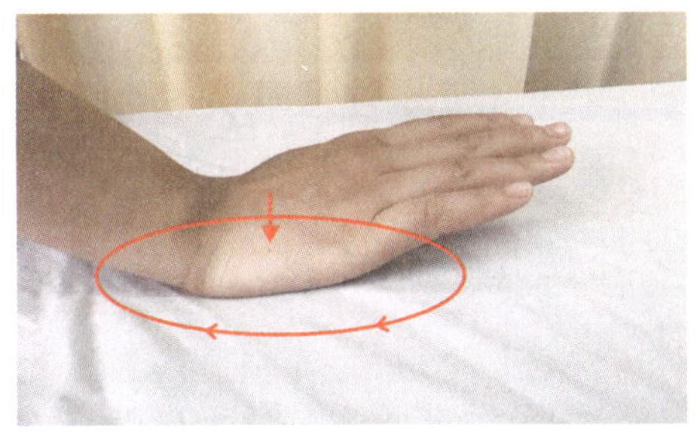

4. 前臂揉法。用前臂的尺侧着力于治疗部位，用力做环旋揉动或左右揉动。

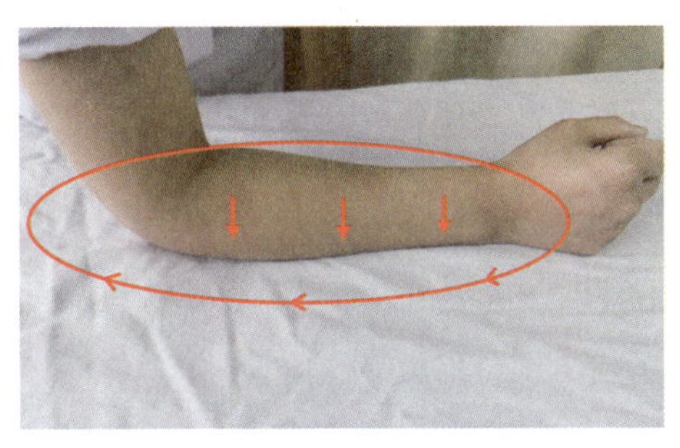

（二）注意事项

1. 动作应灵活，协调而有节律。

2. 环旋揉动的幅度应适中，幅度过大或过小均会影响放松的效果。

二、拍法

（一）操作

五指自然并拢，掌指关节微屈，使掌心空虚，腕关节放松，以前臂带动腕关节自由屈伸，先落指，后落腕；然后先抬腕，后抬指，用虚掌拍打体表。用双掌拍打时，宜交替操作。

（二）注意事项

1. 直接拍打皮肤时，以皮肤轻度充血发红为度。

2. 要掌握好适应证，对严重的骨结核患者等，禁用拍法。

第五节　击法和擦法

一、击法

（一）操作

1. 掌根击法。手指微屈，腕略背伸，以掌根着力，有弹性、有节律地击打体表。

2. 指尖击法。两手五指屈曲，以指尖着力，有弹性、有节律地击打患者头部。

（二）注意事项

1. 应严格掌握各种击法的适用部位和适应证。

2. 注意保护皮肤。

二、擦法

（一）操作

1. 掌擦法。用手掌着力于施治部位，做往返直线快速擦动。

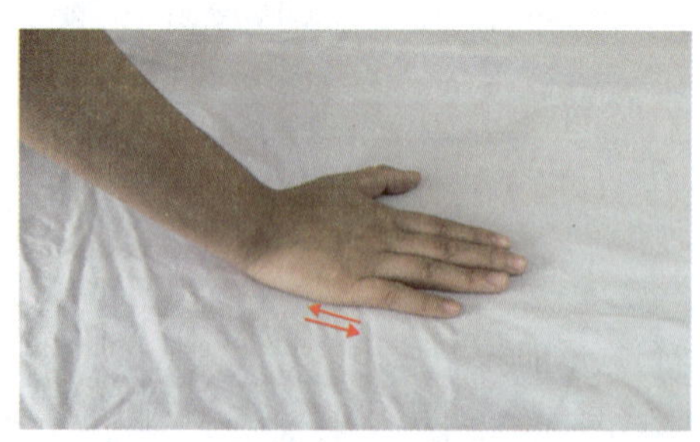

2. 大鱼际擦法。用手的大鱼际侧着力于施治部位，做往返直线快速擦动。

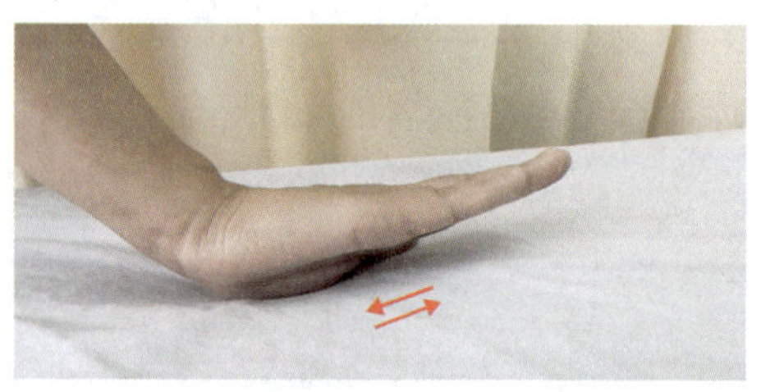

3. 小鱼际擦法。用手的小鱼际侧着力于施治部位，做往返直线快速擦动。

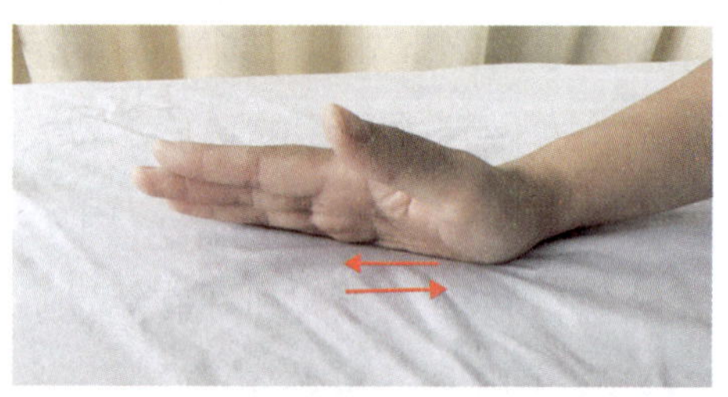

（二）注意事项

1. 操作完毕后不可再于所擦之处使用其他手法，以免擦伤皮肤。

2. 操作者要注意呼吸自然，不要憋气。

3. 要注意保持室内温暖，防止患者着凉。

第十一章　手部按摩保健康

中医学认为，手部按摩法是以脏腑学说的理论为基础，以经络学说的理论为依据的一种综合治疗方法。

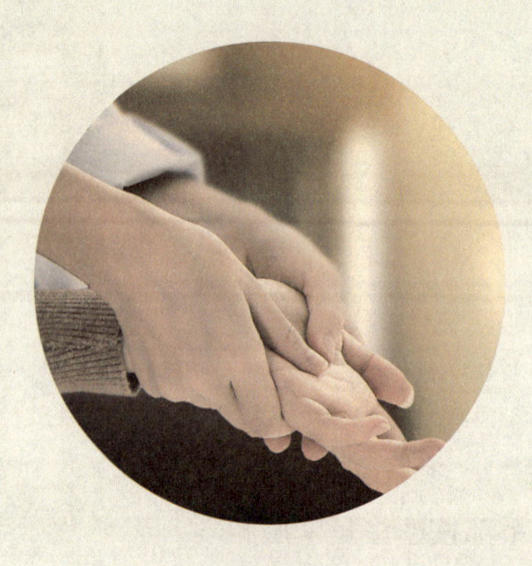

第一节 概 述

手部按摩法是指运用一定的按摩方法，通过刺激双手特定部位，达到调节人体各脏腑、组织、器官的生理功能的目的。

手部按摩法与其他民间疗法一样，内容十分丰富，是中医学的重要组成部分。它来源于民间，运用于民间，是我国劳动人民在长期同疾病的斗争中发现、发展并逐步完善的防治疾病的手段。因此，它能长期地在民间广泛流传和应用，深受广大群众和患者的欢迎。

我们深信，通过大家的共同努力，手部按摩法在挖掘、整理和提高的过程中，结合和借鉴现代医学技术，必将得到更大的发展、推广与普及。

第二节 手部按摩法的理论依据和作用原理

一、理论依据

1. 手部按摩法以中医脏腑学说的理论为基础。一切疾病的发生，皆是脏腑生理功能失调的反映，而脏腑学说又是中医基本理论的核心。脏腑通过经络沟通内外、表里、上下，联络五官九窍、四肢百骸，组成一个统一协调的有机整体。病自内生，必通过脏腑经络和所属部位而现于外；病由外入，必通过经络而传之于内（脏腑）。因此，任何疾病皆可视其外应（皮部）而察之于内（脏腑）。手掌是脏腑的晴雨表。凡疾病发生，必先应之于手部，观察手部则可了然于胸。凡疾病的治疗皆本于脏腑，一切从脏腑出发是手部按摩法的理论基础。刺激双手所产生的治疗刺激信息，通过经络传导或神经反射作用而传递于内，应之内脏，使失调的脏腑生理功能得以恢复正常。

2. 手部按摩法以中医经络学说的理论为依据。《灵枢·刺节真邪》云："用针者，必先察其经络之虚实，切而循之，按而弹之，视其应动者，乃后取之而下之。"《灵枢·官能》又指出："察其所痛，左右上下，知其寒温，何经所在。"在临床中，这些都是针灸医家必须遵循的治疗原则。其实，一切依据穴位治病的外治疗法都应当遵循这些基本准则，手部按摩法也不例外。由此可知，手部按摩法也是以中医经络学说理论为依据的。

3. 手部皮部是手部按摩法治病的着眼点。手部按摩法属外治法之一，是通过施治于人体手部皮部来达到治病强身目的的。

传统的针灸医学在应用经络诊治疾病时，重点是取相应经脉上的穴位，而手部按摩法则侧重于手部经脉之穴位与上肢末梢皮部。所以，刺激手部，除针刺取手部之穴位外，手部皮部也是手部疗法的着眼点。

二、作用原理

中医学认为，人体是一个有机整体，五脏六腑、五官九窍、四肢百骸都不是孤立的，而是内外相通、表里相应、彼此协调、相互为用、互为制约的整体。因此，通过将按摩、针刺手法和药力效应作用于人体手部的特定部位，可以调节机体的生理状态，达到治疗和保健的效果。

人体内的一切生命活动都离不开瞬息万变的阴阳转化，疾病的发生都是内因、外因等致病因素作用于脏腑，导致脏腑功能失调、体内阴阳失于平衡的结果。中医学认为，刺激双手可产生一定的信息，并通过经络系统传递到相应的脏腑，从而恢复其阴阳平衡状态，达到"阴平阳秘"，起到治疗疾病的作用。

此外，凡手部关节错位、肌

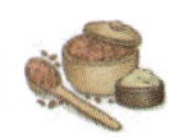

腱滑落等因有关组织解剖位置异常而导致的病症，均可通过按摩手法直接加以纠正。但是需要提醒的是，应根据不同情况采取相应的治疗手法，使错位得以整复。

总之，刺激双手所产生的作用原理是复杂和多方面的。由于刺激方法不同，所产生的作用原理也不尽相同，但其治疗作用是客观存在的。其治疗作用概括而言，一是从中医学观点分析，主要具有补、泻、温、清、消、散、汗、和、敛、缓、通、理等作用。二是利用现代医学的观点来分析，不外乎是“力”“能”“信息”三方面的作用。

第三节　手部按摩法的适应证与禁忌证

一、适应证

手部按摩法适应证多，范围广泛，内科、妇科、儿科、男科、骨伤科、外科、皮肤科、眼科与耳鼻咽喉科等各科诸多疾病均可治疗，而且见效快、疗效好。

必须说明的是，病有轻重，证有虚实，有些病症可单独使用手部按摩法治疗；有些病症需要手部按摩法配合其他疗法治疗；有些病症采用手部按摩法仅起到辅助治疗作用。当手部按摩法治疗无效时，可调整治疗方案，或改用其他疗法施治，以免贻误病情。

二、禁忌证

为了避免发生不必要的医疗事故或延误治疗，下列病症应当禁用或慎用手部按摩法。

1. 某些外科急腹症，如肠穿孔禁用手部按摩法。

2. 某些急性传染病，如霍乱禁用手部按摩法。

3. 骨折时禁用手部按摩法，但骨折复位后可配合按摩。

4. 血液病及有内脏出血性疾病，如脑出血、上消化道出血等，禁用手部按摩法。

5. 各种急性中毒，如食物中毒慎用手部按摩法。

6. 精神病患者发作期不宜按摩。

7. 有严重的皮肤溃烂、出血及传染性皮肤病发作时严禁按摩，针刺、药疗仅作为辅助之用。

8. 严重心脏病发作时慎用手部按摩法。

9. 女性在妊娠期、经期或产后恶露未净时禁用按摩法。

此外，手部及上肢有固定疾病者，也不宜使用手部按摩法。需要提醒的是，如果按摩手法不熟练，忌用外力强力刺激（按摩）穴位，以免造成手部伤害。

第四节　手部按摩法的优点与注意事项

一、优点

1. 简便易学。手部按摩法不需要复杂的医疗器械，仅凭操作者双手和简单的工具就能操作，而且简便易行。需要说明的是，手部按摩法通过培训或自学就能掌握，故该疗法很适合城乡家庭互疗或自疗之用。

2. 符合整体观。从手部着手治疗疾病，以外养内，以局部（手部）治疗整体，证之临床，颇具效验，这符合中医的整体观念，为临床治疗疾病和养生保健开辟了一条外治新途径。

3. 见效快，疗效好。凡手部按摩法的适应证，不管是急性疾病还是慢性疾病，只要治疗得法，都有较好的疗效，而且见效快。总之，该疗法是一种理想的保健方法，只要坚持，必日见其功。

4. 经济价廉。手部按摩治病，不仅大大减轻了患者的经济负担，还节约了药材资源。

5. 安全可靠，无不良反应。手部按摩为外治之法，操作者可随时观察和变换手法，及时调整施术部位（穴区），具有不良反应少、无污染、安全可靠等自然疗法之

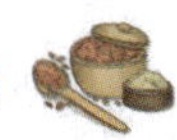

优势。

6. 良性疼痛。手部按摩所产生的疼痛是一种良性疼痛，这种疼痛能激发体内潜能和增强人体免疫功能，会很快打破疾病的“稳态”，从而达到治疗疾病和预防相应疾病的目的。

二、注意事项

1. 按摩场所要宽敞明亮、空气流通，并禁止在室内吸烟。

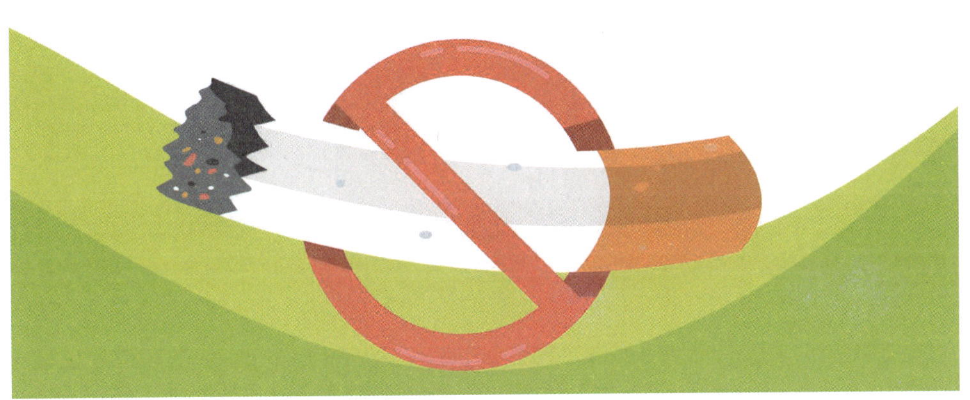

2. 冬天要注意保暖，避免手部受寒。

3. 极度疲劳、饥饿、暴食后 1 小时内不宜按摩。

4. 一般按摩前应休息 15 分钟左右，体育运动后应休息半小时为宜。

5. 按摩前要保持双手清洁、温暖，并将指甲修剪齐整、圆滑。

6. 选穴要准确，选择与运用手法要得当，力量要适度，时间每次以 15～30 分钟为宜。需要提醒的是，自我保健按摩时应循序渐进，不可操之过急，并严格遵守操作要求。

7. 老年人的骨骼脆弱、关节僵硬，而儿童皮薄肉嫩，因此在进行手部按摩时，力度要轻，切不可使用重力。

8. 严重病症者应以药物治疗为主，手部按摩法为辅。

9. 如按摩中出现不良反应，应及时处理。

10. 患者手部有坏疽、感染或化脓性病灶时，应禁用手部按摩法，改用其他疗法治疗为宜。

11. 使用手部按摩法治病或保健过程中，患者要有信心、恒心、耐心，坚持治疗方可取得较好的疗效。

12. 治疗时间与次数。急性疾病可每日治疗 1～2 次，中病即止；慢性疾病宜每日或隔日治疗 1 次，以 5～10 次为 1 个疗程。

第十二章　脚部按摩保健康

脚部按摩法是我国传统医学中的宝贵遗产。《黄帝内经》介绍了脚上的穴位中的很多敏感反应点与人体内脏器官的关系，并指出刺激脚部的这些反应点可起到治病强身的作用。

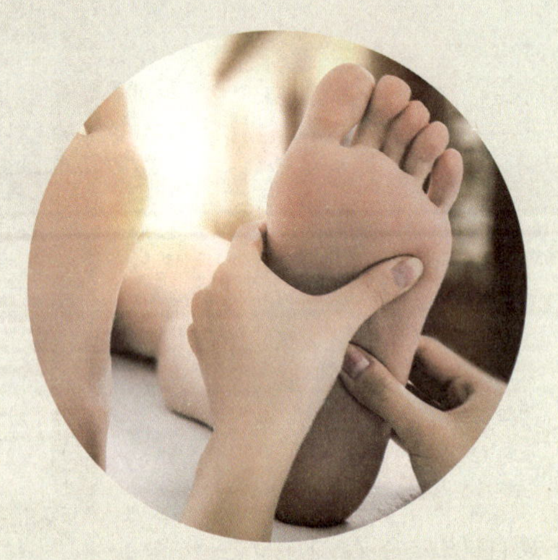

第一节 概 述

足底疗法，源于古代“足舞”与“五禽戏”，至近代又称为“足反射区域疗法”，20 世纪 90 年代后逐步形成一种盛行的“足部反射区健康法”。该疗法是通过对脚部反射区进行按摩、贴敷等，而对全身各系统疾病起到治疗、康复及养生保健作用的一种民间疗法，属中医外治法范畴。因该疗法有着深远的历史渊源和明显的防病治病及保健强身作用，故为历代医家所重视。它具有操作简便、适应证广、安全可靠、疗效显著，且无任何不良反应等优点，因此深受群众欢迎。

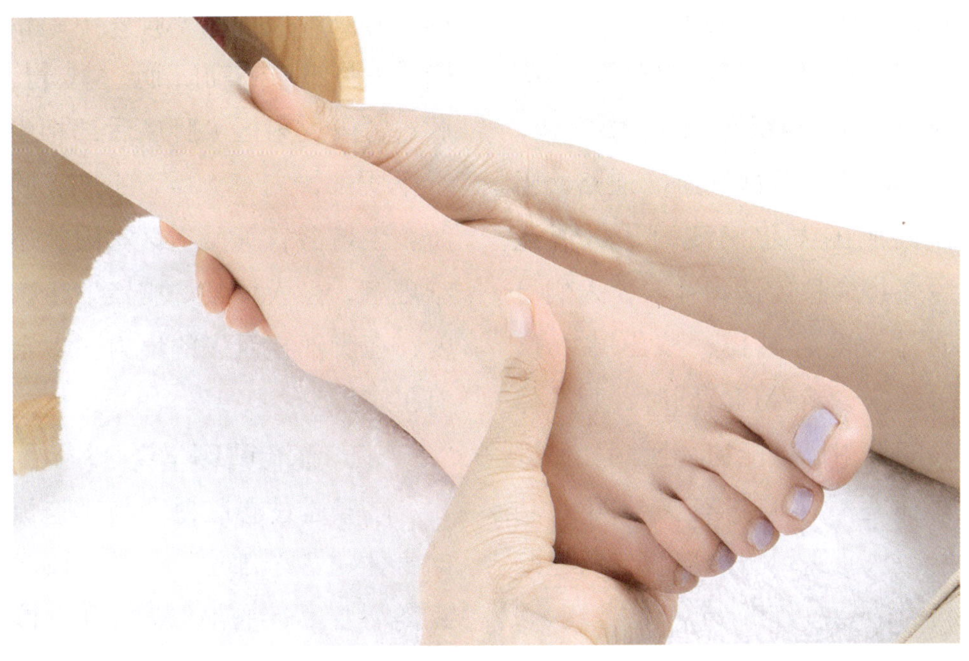

第二节　脚部按摩的作用原理

一、经络传递学说

脚部远离心、脑，但通过经络的联系，与内在的脏腑器官保持密切的联系而构成一体。脚部是经络循行最关键的区域之一。十二经脉中有6条经脉由脚部起始或终结，即从头走脚的足三阳经与从脚走腹的足三阴经；奇经八脉中的阳维脉、阳跷脉终止于脚部，而阴维脉、阴跷脉则起于脚部，总计有76个穴位分布在双脚上。通过经络的传递作用，全身的信息都能聚集于脚部，双脚成为全身各组织器官的缩影。

经络是运行气血的通路，当体内脏腑发生病变时，可通过经络将信息传递到体表，人们可通过观察、触摸、按压体表反射区来诊断疾病。同时，刺激体表的反射区，能协调阴阳、促进气血运行，调整有关器官的功能，从而达到防治疾病与保健的目的。

二、生物全息学说

生物全息学是研究全息胚生命现象的科学，是生物学的一个重要分支，是构成脚部反射区的重要理论依据。

双脚是人体一个理想的全息胚，可以看到人体全身各脏腑器官在脚部的全部信息。如脚趾相当于人体头颅部位，内有大脑、小脑、脑垂体等反射区；脚底（不含脚趾）前部相当于胸腔，内有肺、心脏等反射区；脚底中部相当于上腹部，内有肝、胆、脾、胃、胰、肾等反射区；脚底后部相当于下腹部，内有大肠、小肠、膀胱、生殖器官等反射区。因此不难理解，当人体某一脏器发生病变，在脚部相对应的反射区就会有压痛。

三、血液循环学说

血液通过心脏搏动与压迫流向身体的各个部位。由于双脚是距离心脏最远的部位，代谢功能

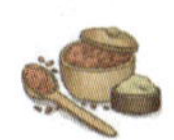

较差，即使血液本身的压力很大，让血液在体内循环到脚，也是比较困难的。因此，距离心脏越远的部位，越会出现供血不足的现象。长此以往，不仅影响血液的正常回流，还会影响其他器官组织的功能。另外,因脚部供血不良，会有尿酸盐、乳酸微晶体等代谢废物沉积下来。特别是当人体器官功能不正常或患病时，代谢废物更易沉积。这时，对脚部进行按摩与口服药物的作用，可增加血液的回流速度，使血液循环畅通，相关脏器的功能就能得到改善。同时，血液循环还能把代谢废物带回肾脏，经排泄器官排出体外。因此，在按摩结束后要饮用温开水。

四、神经反射学说

通过按摩脚部与服用药物的良性刺激所产生的神经冲动，在大脑皮质中形成新的兴奋灶，可以使末梢神经系统和中枢神经系统产生或兴奋或抑制的各种调节反应，进而影响内分泌系统、免疫系统等，产生一系列的相应反应，最终使人体形成或局部或整体的良性调节效应，从而达到治疗疾病的目的。这就证明，脚部的良性刺激通过神经反射作用，一方面可抑制病理性兴奋，中断因病理性兴奋灶所产生的恶性循环，使功能逐渐得以恢复；另一方面可启动机体内部的调节机制，激发机体各个器官组织的潜能，使整个免疫系统得到加强，充分发挥机体本身的防治疾病的能力。

此外，中医“上病下取”“左病取右，右病取左”的治病原则，也为足疗治病提供了理论依据。

第三节　脚部按摩的适应证与禁忌证

一、适应证

脚部按摩的适应证多，内科、儿科、妇科、外科、皮肤科、眼科与耳鼻咽喉科等诸多疾病均可治疗，而且见效快、疗效好。

二、禁忌证

1. 严重出血性疾病，例如呕血、吐血、便血、尿血、咯血、脑出血等各脏器出血。

2. 某些急诊疾病，如急性腹膜炎、宫外孕等。

3. 某些传染性疾病，如流行性脑脊髓膜炎等。

4. 危急重疾病等。

第四节　脚部按摩的优点与注意事项

一、优点

1. 接受度高。该疗法既可用于治疗，又可用于保健，广大群众乐于接受或自己采用，深受欢迎。

2. 简便易行。该疗法不需要复杂的医疗器械，操作简便易行。

3. 疗效好。该疗法的适应证，无论是急性疾病还是慢性疾病，只要治疗得法，都有较好的疗效，而且见效快。

4. 经济价廉。采用脚部按摩法治病不仅大大减轻了患者的经济负担，还节省了药材资源，是一种利国利民的好疗法。

5. 取区准确，使用容易。该疗法的治疗部位为双脚的反射区。脚居人体之最底层，活动范围大，可观之、推之、按之，且各个反射区都在脚部，多能准确取用。

6. 安全可靠，无不良反应。脚部按摩为外治之法，操作者可随时观察和随时变换手法，能及时调整按摩部位（反射区），具有无不良反应、无污染、安全可靠等自然疗法之优势。

二、注意事项

1. 冬天要注意保暖，避免脚部受凉。

2. 洗澡、饭后 1 小时内不宜进行脚部按摩。体育运动半小时后方可进行脚部按摩。

3. 按摩前应修剪指甲。

 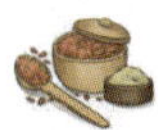

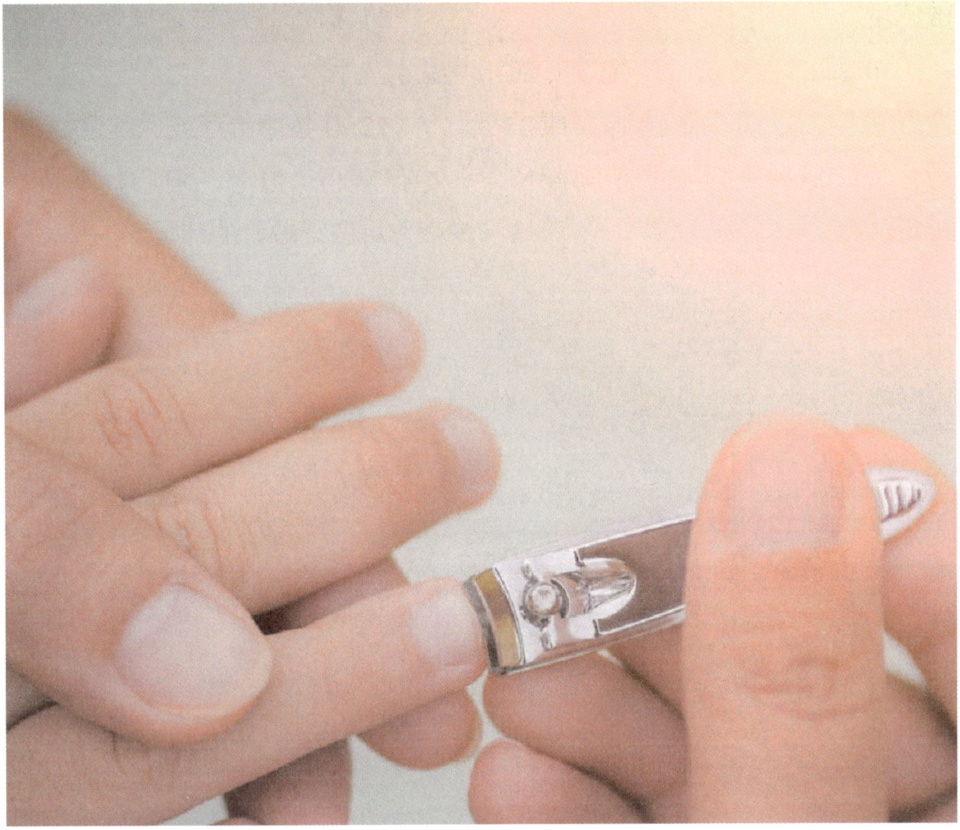

4. 在按摩后半小时内喝温开水 300～500 毫升。

5. 慢性病患者不能随意停药或减少用药量。

6. 老年人在进行脚部按摩时力度要轻，切不可用力过大。

7. 被列为禁忌证的疾病患者不宜做脚部按摩，妊娠期女性也不宜做脚部按摩。

8. 有些患者在接受脚部按摩后可能出现低热、疲倦、腹泻或原有症状略有加重等情况，可视病情决定是否继续进行脚部按摩。需要提醒的是，大多数患者继续按摩数日后症状会消失。

9. 长期接受脚部按摩的患者，对反射区的敏感度会逐渐降低，可在脚部按摩前将双脚放在 50℃左右的温盐水中浸泡 20 分钟，然后再接受按摩，以提高反射区的敏感度。

10. 脚部有外伤时，按摩时应避开患处，以防止细菌感染或扩散，或只对另一只脚的相同部位进行按摩。

11. 脚部按摩后，操作者应用温水洗手。

12. 在按摩治疗或保健过程中，要有信心、恒心、耐心，坚持按摩方可取得较好的疗效。

第十三章　常见病症的按摩处方（一）

按摩作为我国古老的传统疗法，一直被传承并发展着，对各种疾病及养生保健具有一定的调理功效。

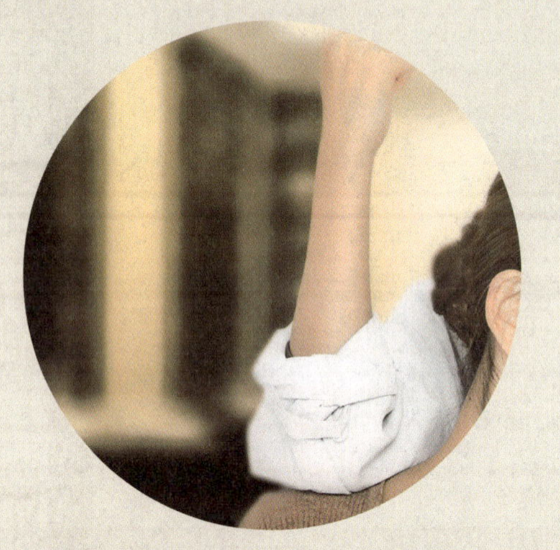

第一节　头面部病症

一、头痛

（一）选穴

1. 经穴：列缺、合谷、曲池、神门穴等。

2. 足反射区：额窦、脑垂体、支气管、腹腔神经丛、大脑、小脑、脑干、三叉神经、肺、肝、肾、肾上腺、膀胱、输尿管等。

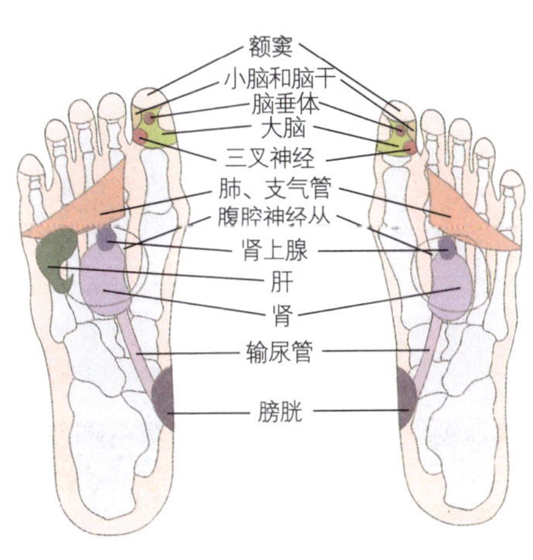

（二）按摩方法

1. 拿捏或按揉上述经穴各100次。

2. 点按上述足反射区各100～200次。

3. 头痛并有失眠、多梦等症者，加按揉神门穴200次。

4. 每天按摩1次，90天为1个疗程。90天后如基本恢复正常，可改为隔日按摩1次，再做1个疗程，以巩固疗效。

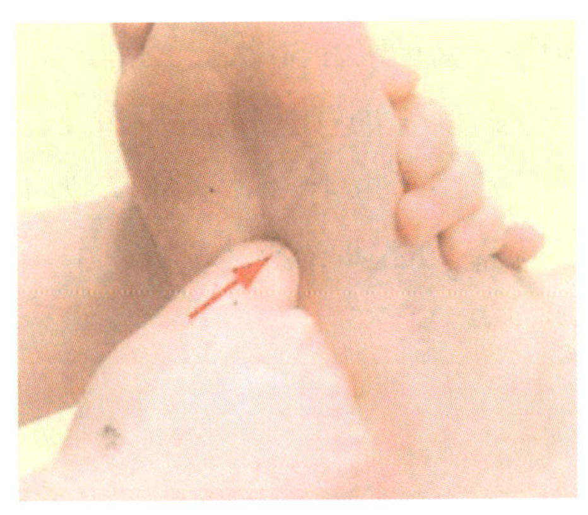

（三）注意事项

1. 应积极查明原因，在综合治疗的基础上，继续运用手部按摩配合治疗。

2. 饮食宜清淡。

3. 适当地进行体育锻炼，如慢跑、打太极拳等，有助于增强体质，减轻头痛的发生和发展。

4. 注意作息规律。

5. 保持情绪稳定。

二、眩晕

（一）选穴

1. 经穴：内关、阳谷、支正穴等。

2. 足反射区：脑垂体、输尿管、膀胱、小脑和脑干、大脑、颈项、耳、肺、支气管、眼、肝、肾、肾上腺、甲状腺、脾等。

（二）按摩方法

1. 拿捏或按揉内关穴 200 次，阳谷、支正穴各 50 次。

2. 点按上述足反射区各 200 次。

3. 每天按摩 1 次，30 天为 1 个疗程，可根据治疗情况持续 3～4 个疗程。

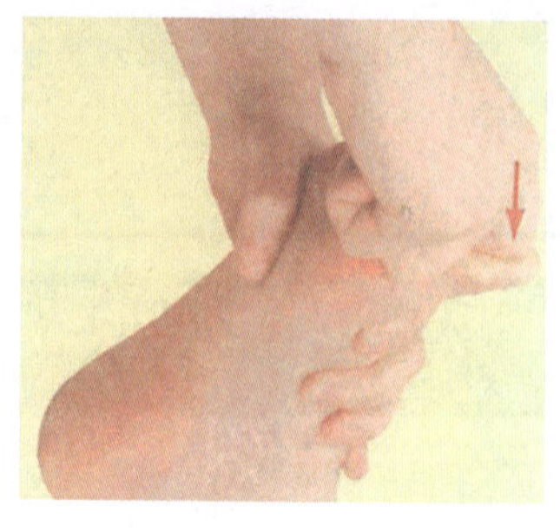

（三）注意事项

1. 注意作息规律，避免过度疲劳。

2. 定期测量血压。

3. 戒烟、酒。

4. 节制性生活。

5. 保持情绪稳定，避免精神刺激。

6. 饮食宜清淡，少食多餐。

7. 若眩晕反复发作者，不宜从事高空作业或水上作业。

8. 血压高者如突发眩晕，应考虑脑卒中先兆。

第二节　五官病症

一、耳鸣

（一）选穴

1. 经穴：商阳、合谷、阳溪、后溪、阳谷、关冲、液门、中渚、阳池、外关、支沟、四渎穴等。

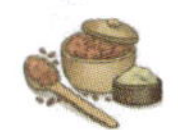

2. 足反射区：肾、输尿管、膀胱、肺、肝、大脑、脑干、三叉神经、耳、支气管、腹腔神经丛等。

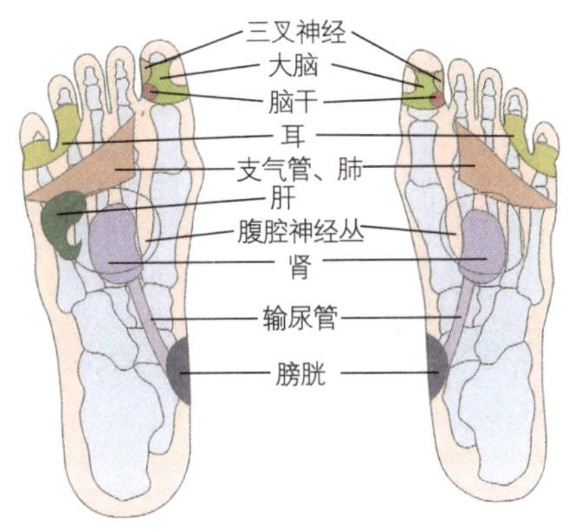

（二）按摩方法

1. 选取上述经穴4～5个，每穴按揉30～50次。每天按摩1次，10天为1个疗程。急性病患者一般按摩1～2个疗程，慢性病患者须长期坚持按摩。

2. 推按或点按上述足反射区各50～100次。

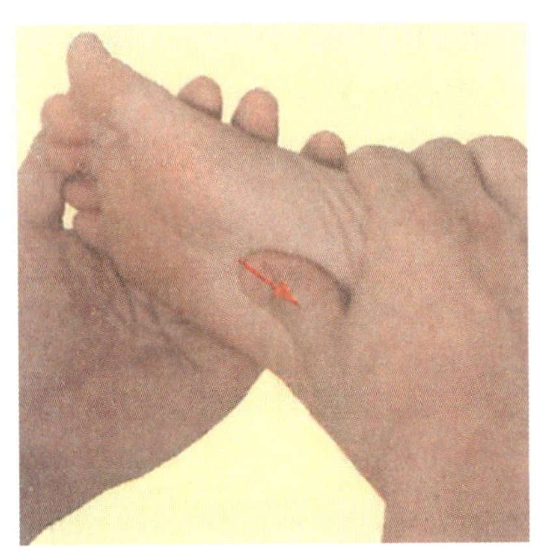

（三）注意事项

1. 由全身性疾病引起的耳鸣，应积极治疗原发病。

2. 禁止挖耳，应保持耳道清洁。

3. 节制性生活。

4. 注意休息，避免疲劳。

二、鼻炎

（一）选穴

1. 经穴：少商、二间、合谷、偏历穴等。

2. 足反射区：肺、鼻、肾、输尿管、膀胱、额窦、颈部淋巴结等。

（二）按摩方法

1. 按揉上述经穴各50～300次。

2. 点按上述足反射区各50～300次。

3. 每天按摩1次，30天为1个疗程。

4. 按摩治疗鼻炎必须持之以恒，不要间断。

（三）注意事项

1. 平时应加强锻炼，适当参加户外活动。

2. 注意营养，多吃含丰富维生素的食物。

第三节 肩颈部病症

一、颈椎病

（一）选穴

1. 经穴：列缺、后溪、内关、合谷、曲池、外关、劳宫穴等。

2. 足反射区：支气管、肾上腺、颈椎、颈项、大脑、肾、输尿管、膀胱、肺、斜方肌、甲状旁腺等。

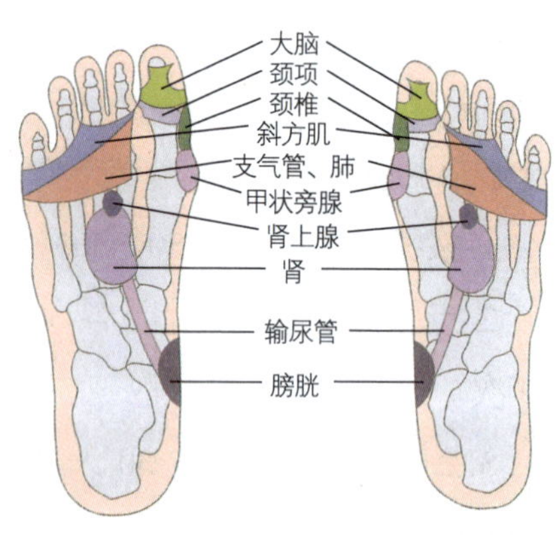

（二）按摩方法

1. 按揉或拿捏上述经穴各100次。

2. 点按上述足反射区各100～200次。

3. 每天按摩2次，10天为1个疗程。

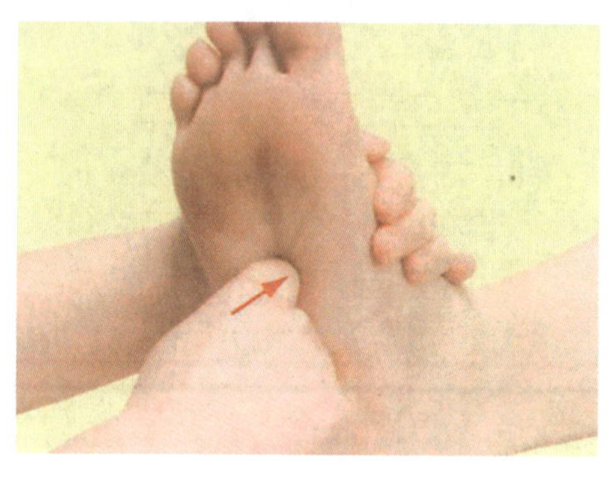

（三）注意事项

1. 配合适当的颈部功能锻炼，如颈部的前屈、后伸、左前伸、右前伸及环转运动等，每天早、晚各1次，每天10分钟。

2. 不宜长时间低头工作。

3. 应避免不正常的体位，如躺在床上看电视等。

4. 睡枕不宜过高、过低、过硬，并注意局部保暖。

5. 颈椎牵引和颈托对颈椎病的治疗有一定的帮助，可在医生指导下使用。

二、肩周炎

（一）选穴

1. 经穴：经渠、尺泽、曲泽、

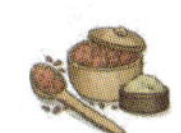

内关、合谷、手三里、后溪、中渚穴等。

2. 足反射区：支气管、肝、脾、斜方肌、肾、输尿管、膀胱、肺、颈项、颈椎等。

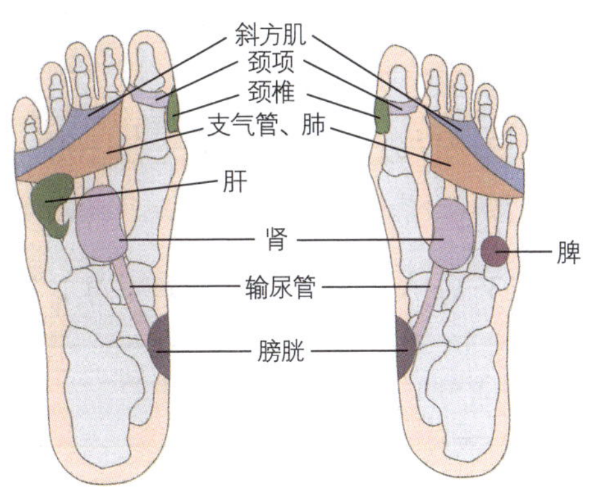

（二）按摩方法

1. 将经穴分为两组，经渠、手三里、少海、少府、曲泽为一组，尺泽、内关、合谷、后溪、中渚为另一组。每次选一组按摩，两组轮换使用。每穴按揉 30～50 次。

2. 推按上述足反射区各 100～200 次。

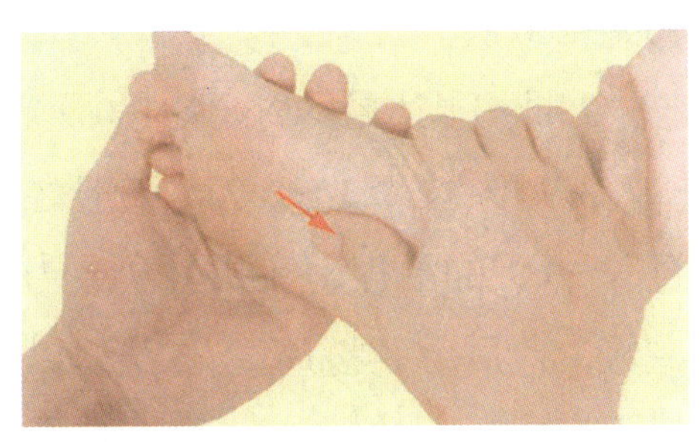

（三）注意事项

1. 配合适当的功能锻炼，每天早、晚各 1 次，每次 10～20 分钟。要持之以恒，循序渐进，幅度要由小渐大。

2. 治疗期间，避免提重物。

3. 注意局部保暖。

4. 局部可配合热敷，每天 1 次，每次 10 分钟。

第四节　腰腿部病症

一、急性腰扭伤

（一）选穴

1. 经穴和经外奇穴：腰痛点、后溪、手三里、合谷穴等。

2. 足反射区：腰椎、骶骨、肾、输尿管、膀胱、肺、甲状旁腺、胸椎、尾骨等。

（二）按摩方法

1. 按揉上述经穴和经外奇穴100～200次。

2. 推按上述足反射区各100次。

3. 每天按摩1～2次，一般经过3～5天的治疗，症状就会大为减轻，此后继续按摩3～5次，以巩固疗效。

（三）注意事项

1. 损伤24小时内，腰部不能热敷，以免局部出血加重。

2. 治疗期间，宜卧硬板床休息，3～4天内尽量避免活动腰部。

二、腰椎间盘突出

（一）选穴

1. 经穴和经外奇穴：腰痛点、后溪、手三里、合谷穴等。

2. 足反射区：肾、输尿管、膀胱、肺、腰椎、骶骨、髋关节、膝关节、肩关节等。

（二）按摩方法

1. 点揉或掐按上述经穴和经外奇穴各100～200次。

2. 推按上述足反射区各100～200次。

3. 每天按摩1次，30天为1个疗程。

（三）注意事项

1. 治疗期间，要卧硬板床休息，注意腰部保暖。

2. 急性发作时要绝对卧床。

3. 恢复期起床活动前可用护腰带保护腰部。

第十四章　常见病症的按摩处方（二）

按摩疗法既不需服用药物，也不必使用医疗器械，只要借助简单的按摩工具和一双手就可以达到防病治病的目的。

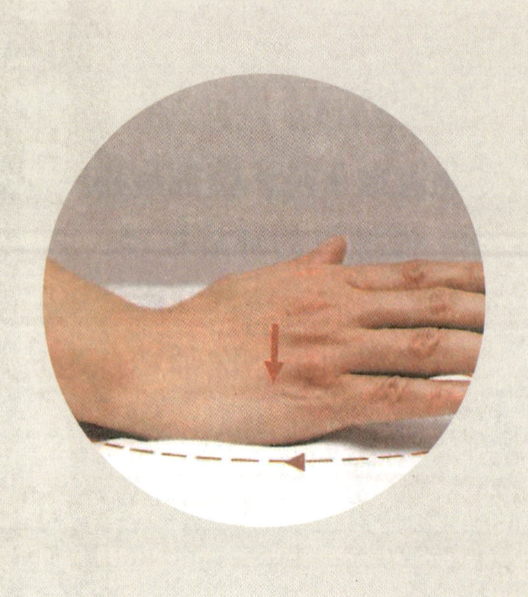

第一节　呼吸系统疾病

一、慢性支气管炎

（一）选穴

1. 经穴和经外奇穴：尺泽、孔最、太渊、鱼际、阴郄、曲池、中泉穴等。

2. 足反射区：支气管、肾上腺、肾、输尿管、膀胱、肺、甲状旁腺、肝、鼻、心等。

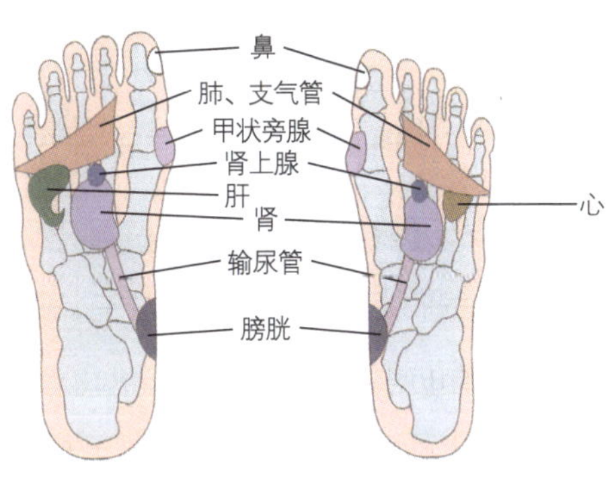

（二）按摩方法

1. 拿捏或按揉上述经穴和经外奇穴各 50 次。

2. 点按上述足反射区各 100～200 次。

3. 每天早、晚各按摩 1 次，30 天为 1 个疗程。症状改善后应坚持每天至少按摩 1 次。

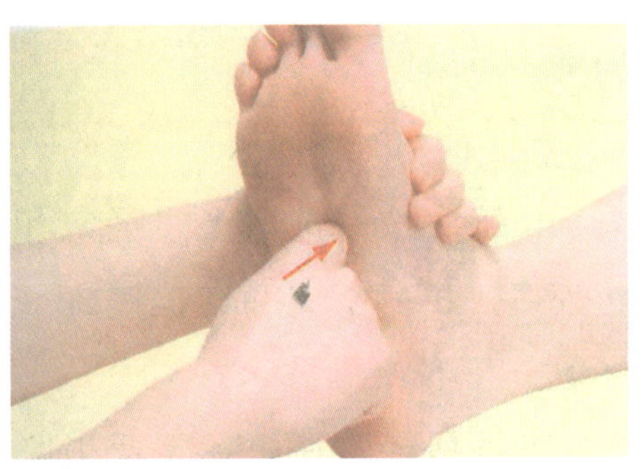

（三）注意事项

1. 长期坚持按摩可改善慢性支气管炎症状。

2. 急性发作者应以药物治疗为主，按摩作为辅助手段。

3. 应适当进行身体锻炼，如八段锦、简易太极拳等都是比较适宜的方法。

4. 注意作息规律，避免疲劳。

5. 居所要定时通风，并注意室温，避免过凉或过热。

6. 饮食宜清淡。

二、慢性咽炎

（一）选穴

1. 经穴和经外奇穴：十宣、八邪、尺泽、孔最、鱼际、少商、商阳、二间、少泽、液门、外关穴等。

2. 足反射区：肾、扁桃体、喉、输尿管、膀胱、肺、颈部淋巴结、鼻、上颌、下颌、口腔、肝、脾、胃等。

（二）按摩方法

1. 每次按摩选取上述经穴和经外奇穴 3～4 个，每穴掐按 30～50 次。

2. 推按或点按上述足反射区各 100 次。

3. 每天按摩 1 次，10 天为 1 个疗程。

（三）注意事项

1. 忌食辛辣食物。

2. 应戒烟、酒。

3. 保持大便通畅。

4. 起居要有规律，选择太极拳等运动项目锻炼身体，增强体质。

5. 出门可戴口罩以避灰尘。

6. 可配合适当的药物治疗，以提高疗效。

三、哮喘

（一）选穴

1. 经穴和经外奇穴：尺泽、孔最、太渊、中泉穴等。

2. 足反射区：肾、脑垂体、输尿管、膀胱、肺、鼻、胸腔呼吸器官区、淋巴结各区、大肠各区、颈椎、胸椎、胃、胆、肝、脾等。

（二）按摩方法

1. 按揉上述经穴和经外奇穴各 50 次。

2. 推按或点按上述足反射区各 200 次。

3. 每天按摩 1 次，并长期坚持。

（三）注意事项

1. 如哮喘急性发作，应迅速去附近医院救治。

2. 治疗哮喘应以药物为主，按摩作为辅助手段。

3. 应积极锻炼身体，改善体质。

4. 有过敏性病史者，应积极查明原因。

5. 饮食宜清淡，忌食辛辣食物，慎食鱼、虾、蟹等易导致过敏的食物。

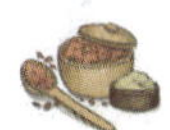

第二节　消化系统疾病

一、慢性胃炎

（一）选穴

1. 经穴和经外奇穴：内关、曲泽、间使、大陵、劳宫、合谷、曲池、中魁穴等。

2. 足反射区：胃、肝、脾、十二指肠、小肠、胃、脾、大肠各区、肾、输尿管、膀胱、肺、胆囊、胰腺等。

（二）按摩方法

1. 按揉上述经穴和经外奇穴各 100 次。

2. 推按上述足反射区各 100～300 次。

3. 每天按摩 1 次，15 天为 1 个疗程。

（三）注意事项

1. 避免吃过冷、过热、过甜、过咸的食物。

2. 保持生活起居有规律。

3. 保证良好的睡眠。

4. 注意情志调养。

5. 坚持适当的体育锻炼。

6. 注意保暖，随天气变化及时增减衣物。

7. 避免服用对胃黏膜有刺激作用的药物。

二、胃下垂

（一）选穴

1. 经穴和经外奇穴：曲池、间使、中魁、中泉穴等。

2. 足反射区：升结肠、降结肠、直肠、支气管、肾上腺、横结肠、胃、十二指肠、肾、输尿管、膀胱、肺、脾、腹腔神经丛、甲状腺、小肠等。

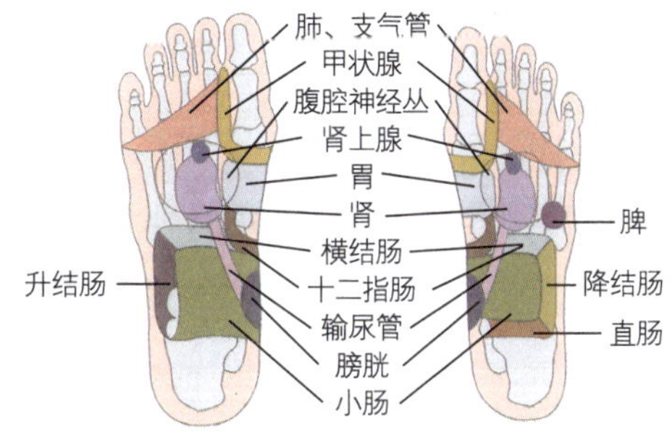

（二）按摩方法

1. 按揉上述经穴和经外奇穴各 100 次。

2. 推按上述足反射区各 200～300 次。

3. 每天按摩 1 次，30 天为 1 个疗程。持续几个疗程后，如症状有明显改善，可改为隔天按摩 1 次。长期坚持，有利无弊。

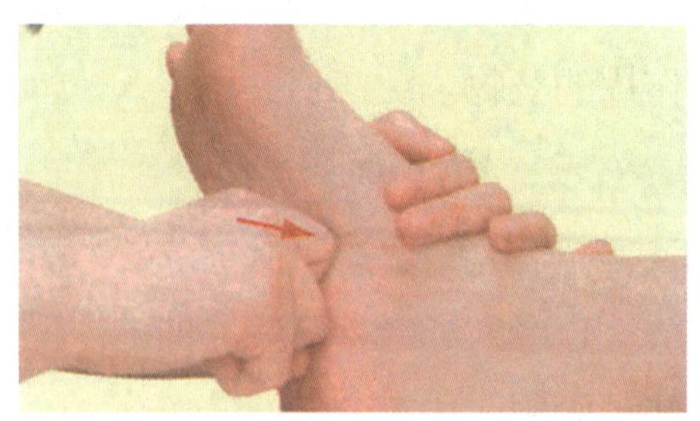

（三）注意事项

1. 应加强营养，但不要暴饮暴食，宜少食多餐，少吃有刺激性、难以消化的食物。

2. 注意生活规律，饭后可以短时间平卧休息。

3. 加强腹肌锻炼。每天早、晚各做 10～20 次深呼吸是加强腹肌、改善胃下垂的简便方法。

4. 注意劳逸结合，避免长期劳累。

5. 注意防止便秘。

三、腹泻

（一）选穴

1. 经穴：尺泽、曲泽、手三里穴等。

2. 足反射区：胆囊、升结肠、支气管、横结肠、降结肠、直肠、肾、输尿管、膀胱、肺、脾、胃、小肠、十二指肠、肝。

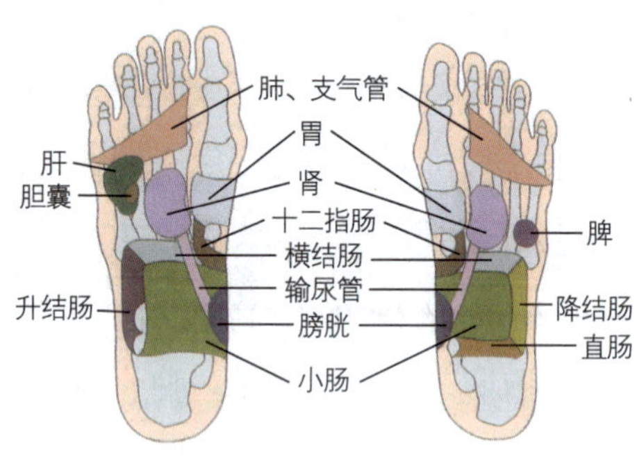

（二）按摩方法

1. 按揉上述经穴各 50 次。

2. 推按或点按上述足反射区各 100～300 次。

3. 每天按摩 1～2 次，10 天为 1 个疗程。需要提醒的是，大便完全成形后，仍须巩固 1～2 个疗程。

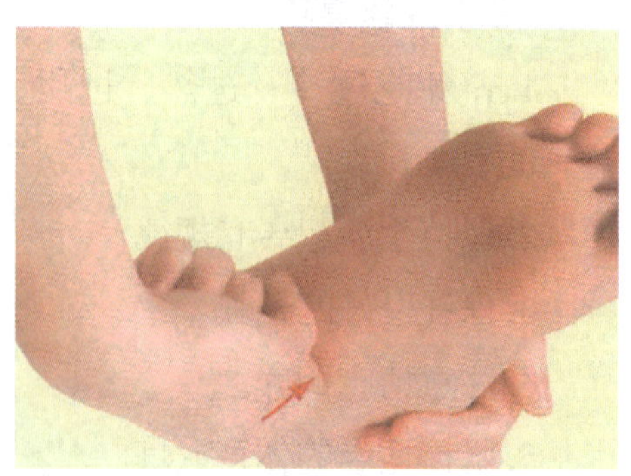

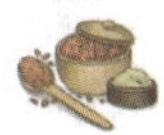

（三）注意事项

1. 腹泻病情较严重者应及时到医院就诊，以便进一步查明原因，采取更有效的治疗措施。

2. 注意劳逸结合，不要过度疲劳。

3. 应注意保暖。

4. 加强体育锻炼，提高机体免疫力。

5. 不吃生冷食物。

四、便秘

（一）选穴

1. 经穴：支沟、劳宫、合谷穴等。

2. 足反射区：肾、输尿管、膀胱、肺、胃、小肠、大肠各区等。

（二）按摩方法

1. 按揉上述经穴各 100～300 次。

2. 推按上述足反射区各 100～300 次。

3. 每天可早、晚各做 1 次按摩，大便恢复正常后，可在晚上睡觉前按摩 1 次，以巩固疗效。

（三）注意事项

1. 多吃富含膳食纤维、维生素的食物。

2. 要养成按时排便的习惯。

3. 积极锻炼身体，有利于排便功能的改善。

4. 便秘严重者应及时到医院就诊。

五、痔疮

（一）选穴

1. 经穴和经外奇穴：孔最、二白穴等。

2. 足反射区：直肠、肛门、胃、十二指肠、小肠、升结肠、横结肠、降结肠、肾、输尿管、膀胱、肺、脾、肾上腺、下身淋巴结等。

（二）按摩方法

1. 拿捏或点按上述经穴和经外奇穴各 300 次。

2. 推按上述足反射区各 100 次。

3. 每天按摩 1 次，10 天为 1 个疗程。

（三）注意事项

1. 应少吃刺激性食物。

2. 养成良好的排便习惯，防止便秘，并保持肛门清洁。

3. 坚持每天早、晚各做 10 次收缩肛门的动作，对于防治痔疮极为有效。

六、胆囊炎

（一）选穴

1. 经穴和经外奇穴：神门、

少冲、外关、支沟、中泉、二白穴等。

2. 足反射区：胆囊、肾、输尿管、膀胱、肝、胃、十二指肠、腹腔神经丛等。

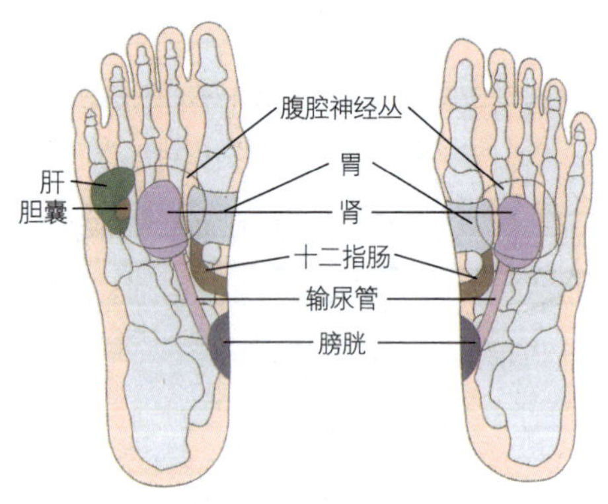

（二）按摩方法

1. 按揉上述经穴和经外奇穴各 100～200 次。

2. 推按上述足反射区各 100 次。

3. 每天按摩 1 次，10 天为 1 个疗程。

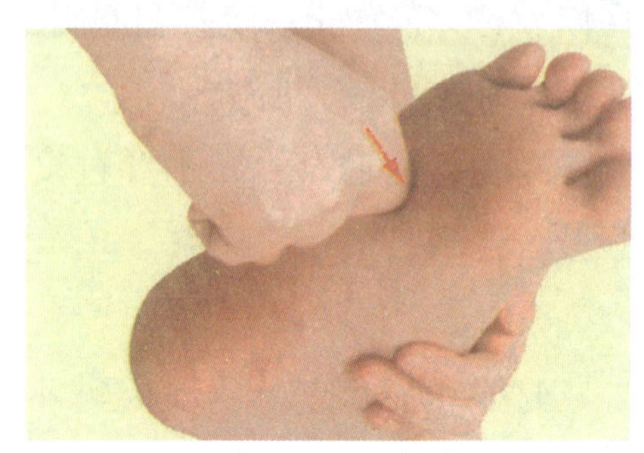

（三）注意事项

1. 饮食宜清淡，多吃富含维生素、低脂肪的食物，忌食刺激性食物。

2. 戒烟、酒。

3. 注意作息规律，避免过度疲劳。

4. 平时应加强体育锻炼。

第十五章　常见病症的按摩处方（三）

中医学认为，只要运用人体经络知识，对体表的特定部位进行有效按摩，就能缓解许多疾病。

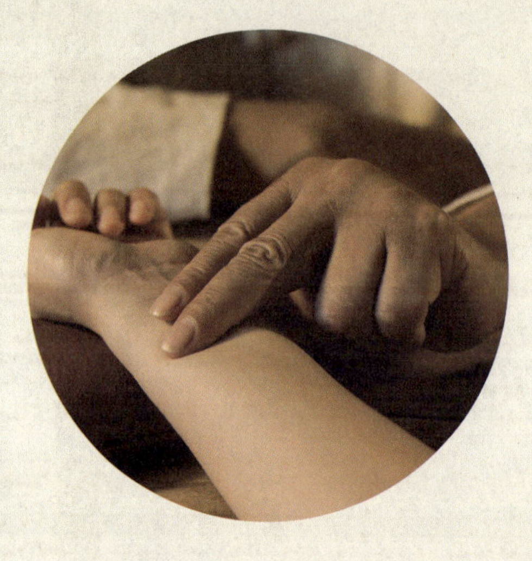

第一节　循环系统与泌尿系统疾病

一、高血压

（一）选穴

1. 经穴：合谷、曲池、内关、阴郄穴等。

2. 反射区：肾上腺、支气管、降压点、肾、肝、输尿管、膀胱、肺、大脑、脑垂体、颈项、腹腔神经丛、心。

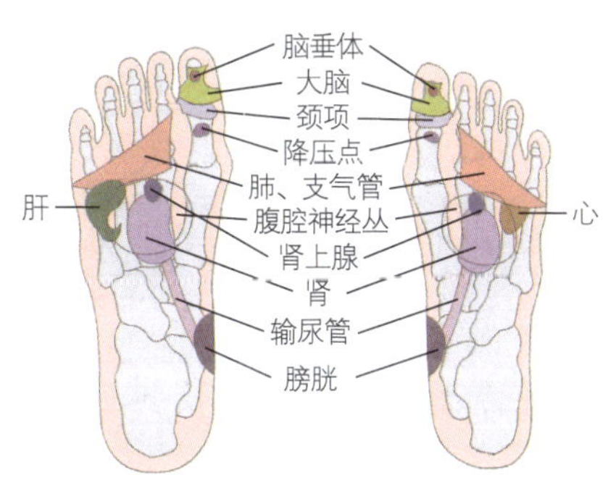

（二）按摩方法

1. 拿捏或按揉上述经穴各100次。

2. 点按上述足反射区各300次。

3. 每天按摩1～2次，90天为1个疗程。90天后如血压恢复正常，可改为每天1次或隔天按摩1次。

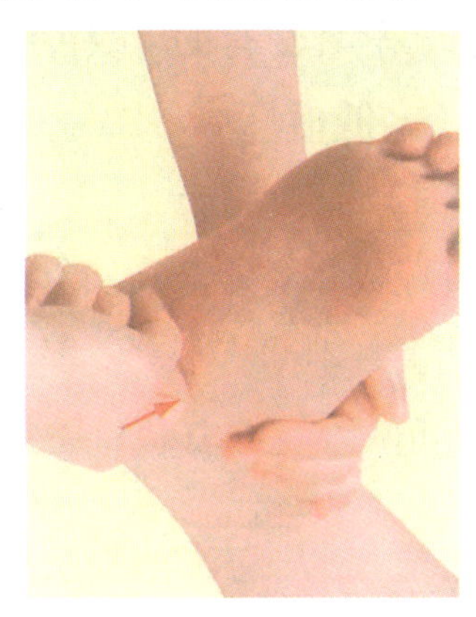

（三）注意事项

1. 服用降压药者不可突然停药，可根据症状，在医生的指导下逐渐减少用药量。

2. 应定期测量血压。

3. 生活要有规律，要保证足够的睡眠。

4. 饮食宜清淡，少吃含高脂肪和高胆固醇的食物，多吃富含维生素、膳食纤维及矿物质的食物。

5. 要善于控制自己的情绪，不

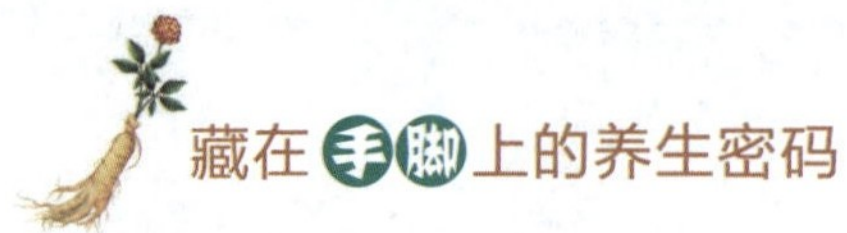

要大喜大悲。

6. 坚持适当运动。研究表明，有氧运动有一定的降压作用。需要提醒的是，运动量应根据病情轻重而定。

7. 注意劳逸结合，避免过度疲劳。

8. 减轻体重有助于改善血压。

二、低血压

（一）选穴

1. 经穴和经外奇穴：合谷、曲池、内关、中冲、十宣穴等。

2. 足反射区：支气管、肾、输尿管、膀胱、肺、大脑、肾上腺、甲状腺等。

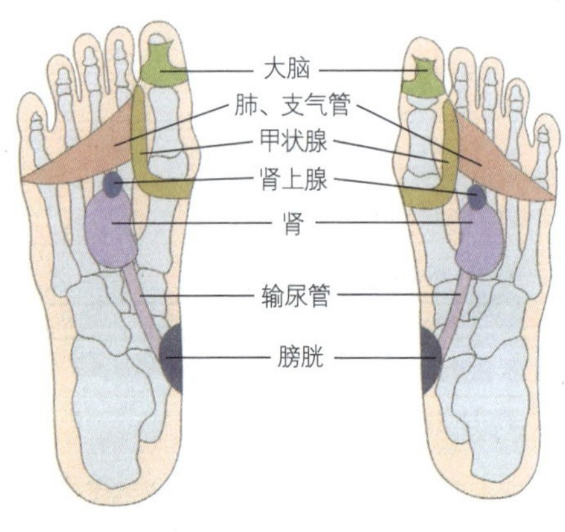

（二）按摩方法

1. 拿捏或按揉上述经穴和经外奇穴各 100 次。

2. 点按或推按上述足反射区各 200～300 次。

3. 每天按摩 2 次，90 天为 1 个疗程。90 天后如基本恢复正常，改为每天按摩 1 次。

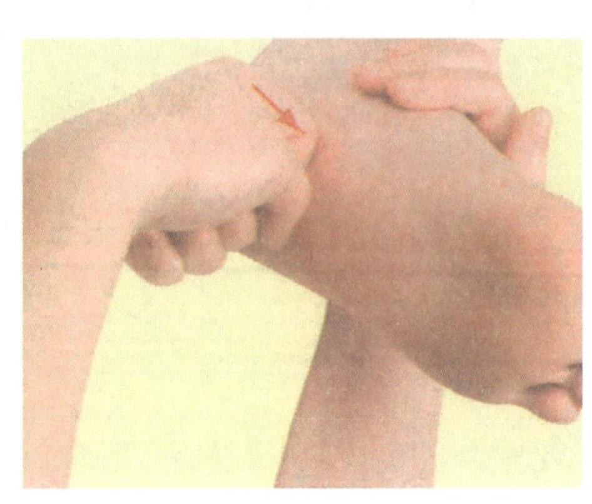

（三）注意事项

1. 生活要有规律，避免过度疲劳。

2. 进行适当的体育锻炼，如打太极拳等。

3. 急性发作者应及时去附近的医院就诊。

4. 注意营养。

5. 保持情绪稳定。

三、慢性肾炎

（一）选穴

1. 经穴：曲池、合谷、神门、内关穴等。

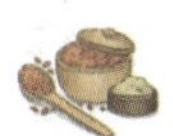

2. 足反射区：支气管、肾上腺、肝、肾、输尿管、膀胱、肺、脾、胃、小肠、大脑等。

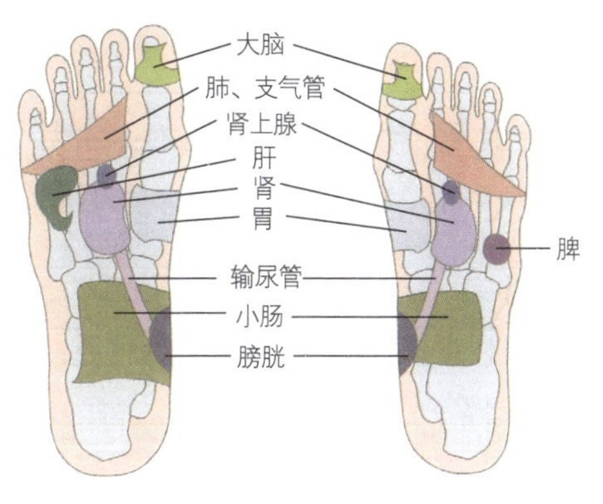

（二）按摩方法

1. 按揉上述经穴 50～100 次。

2. 推按上述足反射区各 100～300 次。

3. 每天按摩 1 次，坚持长期按摩，不要间断。

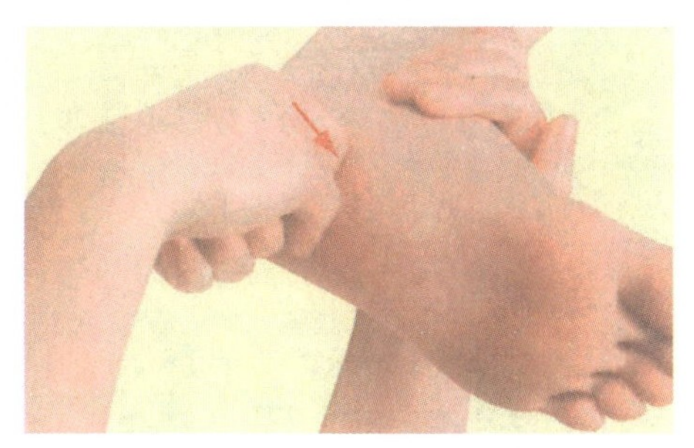

（三）注意事项

1. 慢性肾炎者应以药物等综合疗法为主，按摩作为辅助手段。

2. 生活要有规律，避免过度疲劳。

3. 保证充足的睡眠。

4. 注意保暖，避免感冒。

5. 戒烟、酒。

6. 避免性生活。

7. 保持乐观情绪。

8. 注意不要憋尿。

9. 均衡营养和低盐饮食。

第二节　内分泌系统疾病

一、肥胖症

（一）选穴

1. 经穴：曲池、合谷、后溪、内关、神门、间使、郄门穴等。

2. 足反射区：肾、输尿管、膀胱、肺、支气管、肾上腺、甲状腺、脑垂体、生殖腺、胃、十二指肠、小肠等。

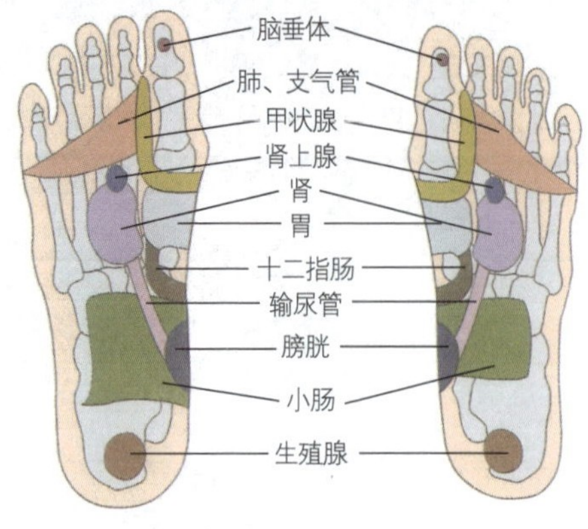

（二）按摩方法

1. 点按或掐按上述经穴各200～400次。

2. 推按上述足反射区各200～400次。

3. 每天按摩1次，30天为1个疗程，大多需3～4个疗程。取得疗效者应坚持按摩，可改为隔天按摩1次。

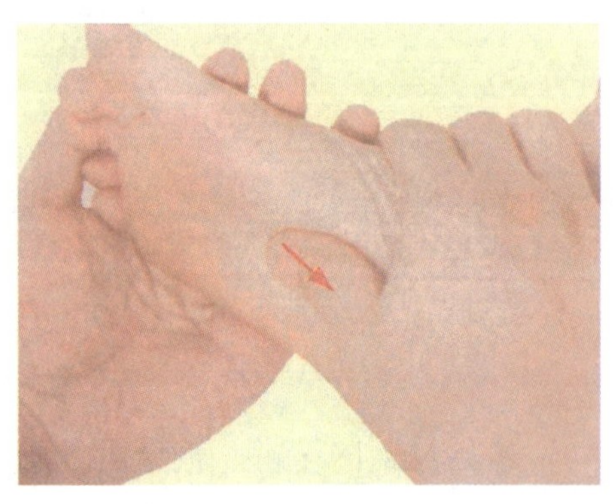

（三）注意事项

1. 控制饮食，减少脂肪和碳水化合物的摄入。

2. 加强体育锻炼，如跑步、打球等。

二、糖尿病

（一）选穴

1. 经穴和经外奇穴：曲泽、间使、内关、合谷、曲池、中泉穴等。

2. 足反射区：升结肠、降结肠、横结肠、肺、支气管、肾上腺、胰腺、胃、小肠、脑垂体、肾、输尿管、腹腔神经丛等。

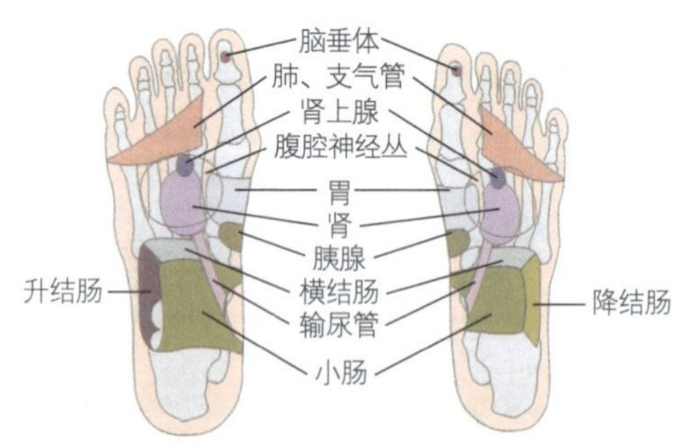

（二）按摩方法

1. 按揉上述经穴和经外奇穴100～300次。

2. 推按上述足反射区各300次。

3. 每天按摩1次，90天为1个疗程。90天后如基本恢复正常，可改为隔天按摩1次。

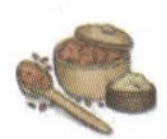

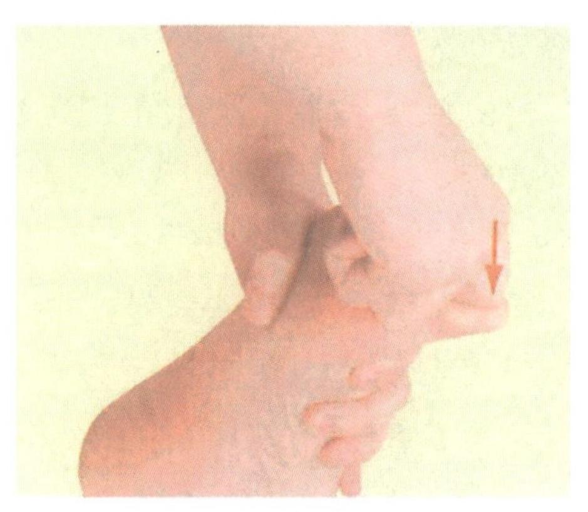

（三）注意事项

1. 定期进行自我血糖监测。

2. 用药治疗者不可断然停药，可在医生指导下适当减少用药量。

3. 控制饮食，吃低糖类食物。

4. 保持情绪稳定。

5. 根据年龄、性别、体力、病情、有无并发症及既往运动情况，在医生指导下进行运动。

6. 生活要有规律，注意劳逸结合。

第三节　生殖系统疾病

一、前列腺疾病

（一）选穴

1. 经穴：神门、内关、间使、外关、合谷、曲池穴等。

2. 足反射区：前列腺、肾、输尿管、膀胱、尿道、肺、脑垂体、生殖腺、下身淋巴结等。

（二）按摩方法

1. 按揉上述经穴各50～100次。

2. 推按上述足反射区各100次。

3. 每天按摩1次，10天为1个疗程。

（三）注意事项

1. 饮食宜清淡，不吃辛辣食物，多吃新鲜蔬菜、水果及坚果。

2. 不宜久坐或长时间骑车。

3. 注意保暖。

4. 加强体育锻炼，如打太极拳等。

5. 注意起居，节制或避免性生活。

6. 生活要有规律，不要过度疲劳。

7. 平时适量饮水，不憋尿。

8. 戒烟、酒。

二、性冷淡

（一）选穴

1. 经穴：内关、神门、孔最、合谷、支沟穴等。

2. 足反射区：支气管、肾、生殖腺、肾上腺、输尿管、膀胱、肺、甲状腺、大脑、肝、心、脾等。

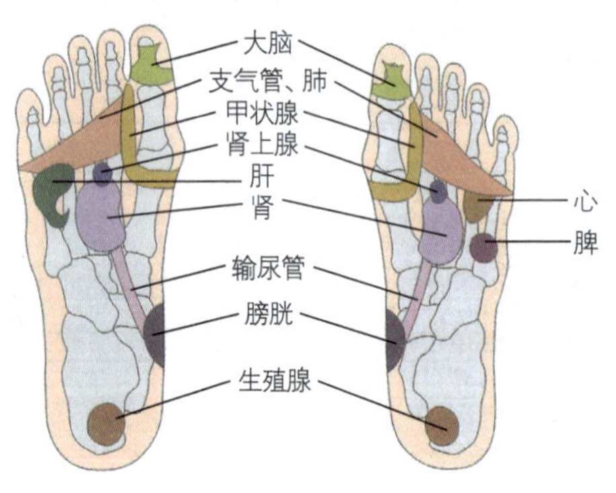

（二）按摩方法

1. 按揉上述经穴各30～50次。

2. 推按或点揉上述足反射区各200次。

3. 每天按摩1次，30天为1个疗程。

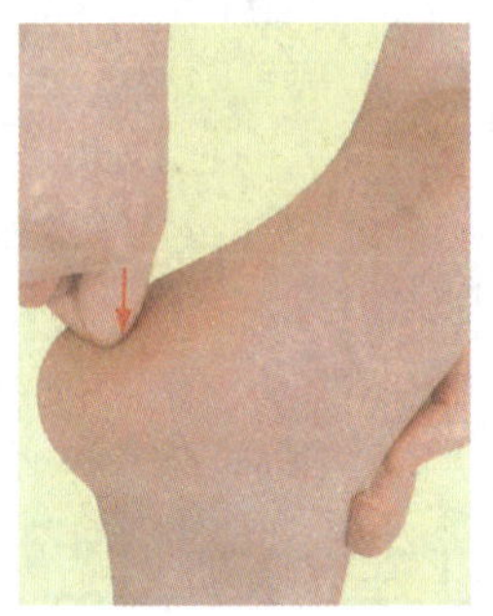

（三）注意事项

1. 按摩前应去医院检查，以排除器质性病变。

2. 加强体育锻炼。

3. 治疗期间必须节制性生活。

4. 注意劳逸结合，不要过度疲劳。

5. 保持心情舒畅。

6. 注意饮食营养。

附录一　学校简介

1998 年，浙江老年电视大学经浙江省教育委员会批准，由浙江省老龄工作委员会、浙江省人事厅、浙江省总工会联合创办。

浙江老年电视大学是一所“没有围墙的大学”。办学以来，学校始终贯彻“增长知识，丰富生活，陶冶情操，促进健康，服务社会”的办学宗旨，坚持“学无止境，乐在其中”的办学理念，通过电视节目、网络视频点播与下载、第二三课堂、讲师团送课等形式开展老年教育，讲授适应现代生活的社会科学文化知识，帮助老年人实现老有所学、老有所教、老有所为、老有所乐的目标。

学校开设身心健康、家庭和谐、社会交往、快乐休闲、文化修养等方面的课程，邀请浙江省内高等院校、医院、科研院所的专家授课。采用案例化教学，讲课内容通俗易懂，实用性、科学性强。每年分春、秋季学期，每个学期有 2 门电视课程。8 门课程考查合格者，颁发“浙江老年电视大学毕业证书”。

入学方式：社会和农村老人到当地社区（村）教学点或基层老龄组织报名；各地离退休干部、职工可到系统或部门建立的教学点报名，也可就近到住所地教学点报名。

学习方式：老年学员可根据自己的需求、爱好，选择居家收视学习或教学点集中收视学习。

联系地址：杭州市环城西路 31 号（310006）

联系电话：0571−87053091　0571−87052145

电子邮箱：60edu@zjwjw.gov.cn

附录二　课程安排

《藏在手脚上的养生密码》共 15 讲，分 15 周播出，具体安排如下：

日期		课次	教学时间
周五（首播）	周六（重播）		
2024 年 3 月 15 日	2024 年 3 月 16 日	第一讲	9：00—9：30
2024 年 3 月 22 日	2024 年 3 月 23 日	第二讲	9：00—9：30
2024 年 3 月 29 日	2024 年 3 月 30 日	第三讲	9：00—9：30
2024 年 4 月 5 日	2024 年 4 月 6 日	第四讲	9：00—9：30
2024 年 4 月 12 日	2024 年 4 月 13 日	第五讲	9：00—9：30
2024 年 4 月 19 日	2024 年 4 月 20 日	第六讲	9：00—9：30
2024 年 4 月 26 日	2024 年 4 月 27 日	第七讲	9：00—9：30
2024 年 5 月 3 日	2024 年 5 月 4 日	第八讲	9：00—9：30
2024 年 5 月 10 日	2024 年 5 月 11 日	第九讲	9：00—9：30
2024 年 5 月 17 日	2024 年 5 月 18 日	第十讲	9：00—9：30
2024 年 5 月 24 日	2024 年 5 月 25 日	第十一讲	9：00—9：30
2024 年 5 月 31 日	2024 年 6 月 1 日	第十二讲	9：00—9：30
2024 年 6 月 7 日	2024 年 6 月 8 日	第十三讲	9：00—9：30
2024 年 6 月 14 日	2024 年 6 月 15 日	第十四讲	9：00—9：30
2024 年 6 月 21 日	2024 年 6 月 22 日	第十五讲	9：00—9：30

注：①本课程由浙江电视台新闻频道播出；②本课程同时在浙江省老年活动中心网站（www.zj-ln.cn）、浙江省老年活动中心微信公众号（微信号：zjllwydx）和浙江省老年活动中心远程教育学院华数定制频道提供视频下载或点播学习。